KNAUR.LEBEN

Sigrid Engelbrecht

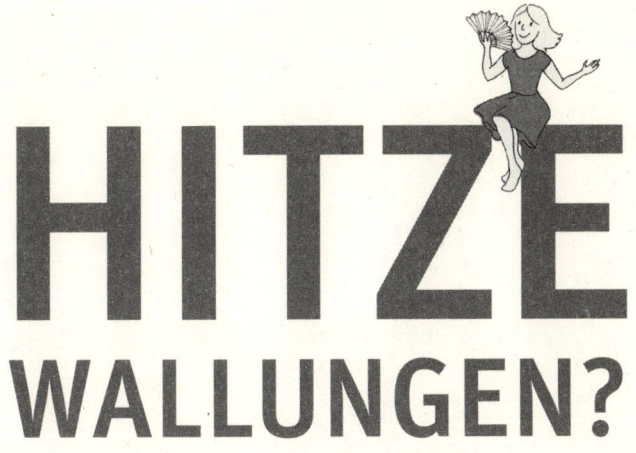

HITZE
WALLUNGEN?

ICH LAUF MICH NUR WARM
FÜR DEN NEUSTART

Das 7-Schritte-Programm
für Frauen in den Wechseljahren

KNAUR.LEBEN

Besuchen Sie uns im Internet:
www.knaur-leben.de

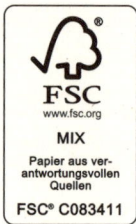

Originalausgabe Januar 2019
© 2019 Knaur Verlag
Ein Imprint der Verlagsgruppe
Droemer Knaur GmbH & Co. KG, München.
Alle Rechte vorbehalten. Das Werk darf – auch teilweise –
nur mit Genehmigung des Verlags wiedergegeben werden.
Redaktion: Anke Schenker
Covergestaltung: Alexandra Dohse
Coverabbildung: Alexandra Dohse und Shutterstock
Illustrationen im Innenteil: Fahnen von Shutterstock.com;
sitzende Frau mit Fächer von Alexandra Dohse
Layout und Satz: Sandra Hacke
Druck und Bindung: CPI books GmbH, Leck
ISBN 978-3-426-87821-7

2 4 5 3 1

Inhalt

Willkommen in den heißen Jahren!   11

SCHRITT 1: VERSTEHEN, WIE DER KÖRPER TICKT   17
Was ist eigentlich los? – Der Einfluss der
  Hormone auf unser (Wohl-)Befinden   19
    Von Östrogenen, Progesteron und Androgenen   20
    Haben die heißen Jahre etwa schon angefangen?   23
    Fünf Irrtümer die Wechseljahre betreffend   25
Wissen, was geschieht   27
    Prämenopause, Perimenopause und Postmenopause   28
    Beschwerliche Wechseljahre?   30
    Selbst erfüllende Prophezeiungen   33
Was hilft, mit »fliegender Hitze« & Co. gut klarzukommen   34
    Heiß, heißer, am heißesten   34
    Nachts bin ich wach und am Tag bin ich müde   37
    Haut und Haar   40
    Trocken, trockener, am trockensten   41
    … und der Zeiger der Waage schlägt kräftig aus   42
    Psychische Achterbahnfahrten   45
    Gehandicapt für die nächsten Jahre?   47
Kleines Phyto-Abc von Alant bis Zinnkraut   49
Wechseljahre werden sehr unterschiedlich erlebt   58
Wenn die Periode Geschichte ist … wer bin ich dann?   61
    Das Frauenbild früher …   62
    … und heute?   63

SCHRITT 2: IM SCHATZ DER LEBENSERFAHRUNG DIE PERLEN ENTDECKEN   65

»I am what I am!« – der Persönlichkeit auf der Spur   67
   Sinn und Nutzen persönlicher Lebenserfahrung erkennen   68
   Vom Säen und Ernten   71
   Auf dem Weg zu meinem neuen Selbstverständnis   73
   Die eigenen Lebensthemen verstehen   75
Meine persönliche Standortbestimmung   76
   Ein Interview mit Aha-Erlebnissen   76
Meine Biografie als Lebensteppich   78
   Lebenslauf   78
   Der persönliche Lebensteppich   79
Die persönlichen Top 10 prägender Lebensereignisse   83
Starke und schwache Seiten   84
   Talente und Fertigkeiten würdigen   85
   Stärken: oft im Unbewussten vergraben   87
   Top Ten: Das kann ich am besten   88
   Stärken und Schwächen bewusst annehmen   89
   Was ist überhaupt eine Schwäche?   90
   Meine schwachen Seiten   92
   Zielführende Fragen   94

SCHRITT 3: LOVE IT, CHANGE IT OR LEAVE IT – HINGUCKEN UND ENTSCHEIDEN   95

Was mich bedrückt, ärgert, ängstigt   97
Zufrieden oder unzufrieden – womit genau?   99
   Kopf ausleeren – wie geht das?   99
   Love it: Das kann ich akzeptieren   101
   Change it: Das will ich ändern   102
   Leave it: Damit will ich abschließen   102
Entrümpeln setzt Energie frei   104

Behalten oder loslassen?	109
Einkaufen mit Köpfchen	112
Loslassen und gewinnen	114
Diese Lebensrollen passen jetzt zu mir	117
Die Vielfalt der Lebensrollen	118
Update der Lebensrollen	119
»Je ne regrette rien«	123
Existenzielle Dinge auf der Habenseite	124
Frieden machen mit alten Schmerzen	126
Wie Vergeben gesund machen kann	130
Vergeben lässt sich lernen	131
Kleiner Vergebensleitfaden	132
Ritual-Strategien: Loslassen führt zu Gelassenheit	137

SCHRITT 4: ERKENNEN, WAS WIRKLICH WICHTIG IST — 143

Wie zufrieden sind Sie mit Ihrem Leben?	145
The Satisfaction with Life Scale	146
Drei Irrtümer über den Lebenserfolg	148
Lebenszufriedenheit statt Selbstoptimierung	150
Das Diktat der Schönheitsindustrie	151
Kritische Selbstoptimierungsfragen	154
Selbstbestimmung und Fremdbestimmung	155
Mein 80. Geburtstag	157
Was wäre, wenn?	159
Die Löffel-Liste	162
Was mir persönlich wichtig ist	164

SCHRITT 5: GEMEINSAM STATT EINSAM — 167

Wer bedeutet mir viel in meinem Leben?	170
Partnerschaft, Nähe und Sexualität	170

Meine Partnerschaft	172
Neue Beziehungschancen oder selbstbestimmtes Singleleben?	175
Mein Freundeskreis: Was macht Freundschaft aus?	179
Mit wem kann ich welche Erlebnisse teilen?	182
Mit wem bin ich wohin unterwegs?	182
Vom Geben und Nehmen	184
Neue Freunde – und neue Ex-Freunde	185
Meine Freunde, meine künftigen Freunde und meine künftigen Ex-Freunde	188
Wie Freunde zu Nachbarn werden	189

SCHRITT 6: ... UND SO MÖCHTE ICH ALT WERDEN — 193

Biografisches, biologisches und psychologisches Alter	196
Fünf Irrtümer über das Alter	197
Was wirklich alt macht	199
Wie Sie ganz schnell alt werden	200
Ein wenig »Gehirnkunde«: Älterwerden aus der Sicht der Hirnforschung	201
Die drei Säulen eines gesunden Lebensstils	204
Ernährung	205
Bewegung	208
Entspannung	214
Fünf Ideen, wie ich die nächsten 30 Jahre gesund und glücklich gestalte	228

SCHRITT 7: WAS ICH WEITERGEBE — 229

Vom beglückenden Gefühl, der Welt etwas geben zu können	232

Der Ausdruck dessen, was mich ausmacht:
Was kann ich beitragen zum Ganzen? 233
Anderen zeigen, wer ich bin 233
Die Autobiografie – und so geht's 237
Die Familiengeschichte: eigene Wurzeln entdecken 241
Woran ich mich beteiligen kann 242
Gründe, sich zu engagieren, gibt es genug 243
Nachbarschaftliches und bürgerschaftliches Engagement 244
Wo wollen Sie anfangen? 245

Ausblick 249

Literatur 255
Links 256

Willkommen in den heißen Jahren!

Liebe Leserin,

wie ist das bei Ihnen? Was kommt Ihnen als Erstes in den Sinn, wenn Sie an die Wechseljahre denken? Ganz frei von traditionell überlieferten Zuschreibungen, was die Wechseljahre sind oder nicht sind, ist wohl niemand von uns. In unserer auf Leistung und Perfektion ausgerichteten Gesellschaft haben die Wechseljahre nicht wirklich einen guten Platz. Da scheint »forever young« schlichtweg ein Muss zu sein, will man anerkannt, akzeptiert und begehrt werden. Dies gilt für Frauen noch mehr als für Männer. Hier hat sich auch in einem halben Jahrhundert Frauenbewegung nur wenig verändert. Und weil die Jugend zur besten Phase des Lebens erklärt wird, fällt es oft nicht leicht, den Wechseljahren gelassen und unaufgeregt zu begegnen. Während der Zwang, sich zu »konservieren« und unbedingt jünger aussehen zu wollen, vielfach bizarre Blüten treibt, blüht dem Älterwerden ein Verlust an Ansehen und Akzeptanz. Logisch, dass da niemand hinwill.

In Zeiten des Jugendwahns haben wir Frauen mit Beginn der Wechseljahre erst mal schlechte Karten – vor allem auch, weil wir ja von dem Geschehen mehr oder weniger überfallen werden. Die Wechseljahre kommen, wann sie wollen, und gehen, wann sie wollen, und durch den Rückzug der weiblichen Hormone im Körper verändern sich nicht nur einige hormongesteuerte Abläufe, sondern auch die Art, wie wir uns selbst als Person wahrnehmen. Manche versuchen dann, mittels Hormonzufuhr von außen Einfluss auf das Geschehen zu nehmen und den Wechsel hinauszuzögern – doch letztlich sitzt immer die Natur am längeren Hebel.

Das hat etwas Unausweichliches an sich, was einen dann natürlich ärgern oder deprimieren kann. Aber was soll's? Klüger ist es allemal, zu akzeptieren, was da vor sich geht, und das Beste daraus zu machen. Schließlich grämen wir uns auch nicht, dass wir ohne Essen und Trinken nicht überleben oder dass wir jede Nacht sechs bis acht Stunden schlafen müssen. Auch das hat die Natur so für uns vorgesehen. Wenn wir ein hohes Alter erreichen wollen, sind die Wechseljahre dafür eine unumgängliche Phase unseres Lebens – die Alternative dazu ist auch nicht gerade prickelnd.

In den Wechseljahren wird deutlich, dass hinsichtlich Beruf, Partnerschaft und Familie nicht mehr unendlich viele Optionen zur Verfügung stehen, das Leben nach eigenen Vorstellungen zu gestalten. Zudem wird spürbar, dass der eigene Körper in die Jahre kommt – und man ihm dies leider auch mehr und mehr ansieht. Muskelmasse schwindet, der Körperfettanteil nimmt zu, die grauen Haare vermehren sich schon beim bloßen Zusehen, dazu noch die Knitterfältchen um Augen und Mund … Sich damit anzufreunden fällt nicht leicht. Und zudem scheint das Gedächtnis auch nicht mehr das zu sein, was es einmal war. Vertraute Namen liegen auf der Zunge, ohne dass es »klick« macht und einem wieder einfällt, mit wem man es gerade zu tun hat. Das sind Veränderungen, auf die man gut und gern verzichten könnte. Keiner hat sie bestellt, keiner heißt sie begeistert willkommen.

Also dann doch lieber weggucken und dem, was sich da so alles tut, nicht ins Auge sehen? Schließlich kann es ja auch aufs Gemüt drücken, Aspekte des eigenen Selbstverständnisses so deutlich schwinden zu sehen. Nicht nur wegen des allgegenwärtigen und durch Tausende von Werbespots verinnerlichten Jugendlichkeits-, Attraktivitäts- und Leistungsdiktats, sondern auch weil diese Veränderungen verunsichern. Zudem haben Sprüche wie »Für dein Alter siehst du doch gut aus« nicht wirklich den Charakter eines Kompliments.

Wir können nichts nachholen, aber wir können uns neu orientieren. Besser also, sich mit dem zu beschäftigen, was sich tatsächlich verändert, und sich darauf einzustellen – und das beiseitezulassen, was nun angeblich alles hinsichtlich unserer Attraktivität, Tatkraft und Lebensfreude zu befürchten sein könnte. Die meisten dieser Befürchtungen sind, wie Sie wahrscheinlich ahnen, ohnehin vorrangig von bestimmten Interessen geleitet und dienen dem Verkauf von Produkten, die dies und jenes verhindern oder dies oder jenes fördern sollen.

Die Wechseljahre machen sich bei jeder von uns in ganz individueller Weise bemerkbar. Die eine ist nur mit dem Ausbleiben der Periode konfrontiert und holt sich aus der Apotheke »sicherheitshalber« einen Schwangerschaftstest, ist erleichtert oder betrübt, spürt aber ansonsten keine körperliche Veränderung. Die andere wird von heftigen Hitzewallungen, strohtrockenen Schleimhäuten und Achterbahnfahrten ihrer Gefühle gepeinigt und hat so ihre Vermutungen, was das bedeuten könnte.

Neben möglichen körperlichen Symptomen spielen bei den wechseljahrestypischen Veränderungen oft auch düstere Erwartungen eine Rolle wie »Da sind die besten Zeiten vorbei«, »Ab jetzt wird man alt und faltig und kriegt tausend Zipperlein« oder »Da bin ich dann keine richtige Frau mehr«. Kein Wunder also, dass viele Frauen dem Klimakterium eher mit Skepsis als mit Gelassenheit entgegensehen.

Wenn es gelingt, uns von den wenig erbaulichen Klischees über das Frausein, die Wechseljahre und das Älterwerden zu lösen, können die »heißen Jahre« auch zu einem sehr bewegenden Abschnitt werden – mit positiven neuen Weichenstellungen für das eigene Leben. Nicht allein wegen des Tanzes der Hormone und dem, was dies alles so mit sich bringt, sondern eben auch deswegen, weil sich in dieser Zeit der gefühlten Lebensmitte vieles um uns herum verändert. Kinder werden erwachsen, die Beziehung zum Partner kann sich mit dem Älter- und Reiferwerden wandeln, man findet neu zueinander oder entwickelt sich voneinander weg. So manche Beziehung scheitert.

In der Phase der Lebensmitte kommt es zu bemerkenswert vielen Trennungen, übrigens geht dabei die Initiative vorwiegend von den Frauen aus. Und auch manche, deren Partner im Zuge seiner Midlife-Crisis mit einer Jüngeren davongezogen ist, sagt dann, wenn einige Zeit ins Land gezogen ist, dies sei das Beste gewesen, was ihr hatte passieren können, und sie würde ihn auch nicht zurückhaben wollen.

Wenn der Nachwuchs aus dem Haus geht und sich mehr und mehr auf eigene Füße stellt, sieht es so aus, als könnten Sie sich nun vorrangig um eigene Interessen kümmern. Doch statt sich nun erleichtert zurücklehnen zu können, da es weniger zu putzen, zu managen und zu kümmern gibt, wird vielleicht die eigene Mutter oder der Vater krank oder pflegebedürftig, und Sie müssen ganz plötzlich viele schwerwiegenden Entscheidungen treffen.

Möglicherweise kann sich auch im Job einiges ändern, und Sie sind am Arbeitsplatz gefordert, sich in rascher Folge mit neuen Strukturen und sich rasch verändernden Technologien zu beschäftigen. Vielleicht sind Sie auch auf dem Weg, nach einer längeren Familienphase wieder neu im Job Fuß zu fassen. Fortbildung kann problematisch werden, wenn der Chef oder die Chefin nicht bereit ist, in Arbeitnehmerinnen über 45 zu »investieren«. Vielleicht wollen Sie es auch noch einmal wissen und spielen mit dem Gedanken, sich beruflich selbstständig zu machen.

Familiäre Verpflichtungen, die auf Ihren Schultern ruhten, und die Sorge um das Wohl Ihrer Lieben hatten bislang oft dazu geführt, eigene Wünsche und Bedürfnisse auf »später« zu vertagen. »Irgendwann einmal werde ich ...«, sagten Sie sich vielleicht und fuhren dann fort: »Aber erst einmal muss ich ...«

Und nun? Da wir zwischen 45 und 50 langsam, aber sicher tatsächlich den Zenit unserer Lebensspanne überschreiten, drängt sich unweigerlich die Frage auf, ob es das nun war oder auf welche unbestimmte Zukunft wir Träume, Wünsche und Ziele noch weiter verschieben wollen. Wie wär's, sich mal zu sagen: »Wenn nicht jetzt, wann dann?«, und Wege zu suchen, um zu verwirklichen, was uns persönlich wichtig ist.

Gerade die Zeit der Wechseljahre – mit all den damit verbundenen Turbulenzen – ist ein prima Zeitpunkt, starke eigene Prioritäten für die zweite Lebenshälfte zu setzen. Sie haben eine Menge an Lebenserfahrung gesammelt, die Sie nun gut nutzen können. Gleichzeitig sind Sie fit und tatkräftig genug, um Neues anzupacken. Mit dieser unwiderstehlichen Kombination liegt es nahe, diese Gelegenheit nicht einfach so verstreichen zu lassen, sondern Neues in Ihr Leben einzuladen.

Dieses Buch gibt Ihnen in sieben Schritten viele nützliche Anregungen, mit den hormonell bedingten Veränderungen klarzukommen, Vertrautes mit neuen Augen zu sehen, Interessantes für sich selbst zu entdecken und bei Ihren persönlichen Entscheidungen die Spreu vom Weizen zu trennen.

Es wird immer mal wieder von Mona, Karen und Hanne die Rede sein – drei Frauen in den Wechseljahren, die ihren eigenen Weg durch die heißen Jahre finden und einiges darüber erzählen, wie sie diese Zeit erleben, was ihnen schwierig vorkommt, was ihnen leichtfällt und was sie für sich selbst als wesentlich erkannt haben. Drei Frauen in drei ganz unterschiedlichen Situationen halten inne und werfen einen sehr persönlichen Blick auf ihr Leben. Sie betrachten das, was hinter ihnen liegt, schätzen ihre aktuelle Situation ein und werden sich klar darüber, was sie sich von der Zukunft versprechen.

Genau das können Sie mithilfe dieses Buches auch tun: reflektieren, achtsam wahrnehmen, sich wegweisende Fragen stellen und neue Perspektiven für sich entdecken. So enthalten die sieben Schritte auch spezielle Tipps, Übungen und Checklisten, die Sie zu einem tieferen Verständnis Ihrer Persönlichkeit anregen und inspirieren.

Viel Freude beim Lesen und Experimentieren wünscht Ihnen

Sigrid Engelbrecht

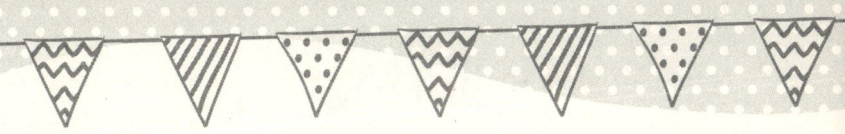

SCHRITT 1

Verstehen, wie der Körper tickt

Was ist eigentlich los? – Der Einfluss der Hormone auf unser (Wohl-)Befinden

Dank der gestiegenen Lebenserwartung liegt für uns Frauen die Lebensmitte heute etwa zwischen 40 und 50 Jahren, also in der Zeit des Klimakteriums, der Wechseljahre. Beide Begriffe bezeichnen den gesamten hormonellen Umstellungsprozess vor und nach dem Zeitpunkt der letzten Menstruation. Dazu ein wenig Hormonkunde:

Hormone (griechisch: *hormao* = ich treibe an) sind Botenstoffe, die vom Körper gebraucht werden, um Informationen im gesamten Organismus weiterzuleiten. Hierfür werden sie in speziellen Drüsenzellen gebildet und dann direkt ins Blut ausgeschüttet. Wichtige hormonproduzierende Drüsen sind

– der Hypothalamus (Teil des Zwischenhirns),
– die Hypophyse (Hirnanhangsdrüse),
– die Schilddrüse,
– die Nebenniere,
– die Bauchspeicheldrüse,
– bei Frauen auch die Eierstöcke (hier werden vor allem die Östrogene und das Progesteron gebildet, in geringem Maße auch die Androgene).

Hormone steuern jedoch nicht nur die alltäglichen Prozesse, sie lenken in bestimmten Lebensabschnitten auch die Körperentwicklung. So leiten beispielsweise die Östrogene zu Beginn der Pubertät all die Abläufe ein, die bewirken, dass ein Mädchen zur Frau wird.

VON ÖSTROGENEN, PROGESTERON UND ANDROGENEN

DIE AUFGABEN DER ÖSTROGENE

Der Begriff *Östrogene* umfasst eine Gruppe von mindestens dreißig Substanzen. Die bekanntesten sind *Östradiol*, *Östron* und *Östriol*. Östrogene werden im Wesentlichen in den Follikelzellen des Eierstocks produziert, jedoch auch in geringem Maße im Unterhaut-Fettgewebe und in den Nebennierenrinden. Viele wichtige Funktionen und Prozesse im Körper kommen nur unter direkter oder indirekter Mitwirkung der Östrogene zustande.

Östrogene
- bewirken in der Pubertät, dass sich die weiblichen Fortpflanzungsorgane ausbilden und die sekundären weiblichen Geschlechtsmerkmale (v. a. Brüste, Schambehaarung) entwickeln;
- steuern den Menstruationszyklus und dominieren vor allem in der ersten Hälfte des monatlichen Zyklus;
- stabilisieren die Wärme- und Kreislaufregulation des Gehirns;
- sind wichtig für den positiven Verlauf einer Schwangerschaft;
- fördern die Durchblutung des Körpers sowie das Weiten der Blutgefäße;
- schützen Herz und Kreislauf, indem sie das Einlagern von Cholesterin in den Arterien verhindern helfen und somit einer Verengung der Gefäße vorbeugen;
- wirken als Radikalenfänger;
- hemmen den Knochenabbau;
- stärken das Immunsystem.

DIE AUFGABEN DES PROGESTERONS
Progesteron – aus der Gruppe der Gestagene – wird vom Gelbkörper gebildet, der nach dem Eisprung aus dem zurückgebliebenen Follikel entsteht. Es wird deswegen auch *Gelbkörperhormon* genannt. Als eine weitere Bezeichnung für das Progesteron hat sich »körpereigenes Gestagen« eingebürgert.

Progesteron
- ist daran beteiligt, dass sich die Brustdrüsen entwickeln;
- wird vor allem in der zweiten Hälfte des monatlichen Zyklus gebildet;
- versorgt die Gebärmutterschleimhaut mit Nährstoffen für das Einbetten einer befruchteten Eizelle;
- wirkt zusammen mit Östrogen schwangerschaftserhaltend;
- unterdrückt während der Schwangerschaft das Heranreifen weiterer Eizellen;
- mindert das Binden von Wasser im Körper;
- wirkt entspannend und schlaffördernd;
- regt den Stoffwechsel an und steigert dadurch den Appetit;
- erhöht die Körpertemperatur.

DIE AUFGABEN DER ANDROGENE
Androgene – männliche Sexualhormone – sind auch ein natürlicher Bestandteil des weiblichen Körpers, ebenso wie auch weibliche Hormone ein natürlicher Bestandteil des männlichen Körpers sind. Sowohl im männlichen als auch im weiblichen Körper kommen – natürlich in sehr unterschiedlicher Konzentration – die Androgene Testosteron, Androstendion, Androsteron und Dehydroepiandrosteron (DHEA) vor. Frauen produzieren kleinere Mengen Androgene in den Eierstöcken und der Nebennierenrinde. Wenn die Eierstöcke ihre Funktion eingestellt haben, werden Androgene der Nebenniere im Fettgewebe auch in Östradiol und Östriol umgewandelt, um den

Restöstrogenspiegel zu stabilisieren. Ganz allgemein nimmt der Einfluss der Androgene mit dem Versiegen der Östrogen- und Progesteronproduktion in den Wechseljahren zu.

Androgene
- stimulieren die Stammzellen des Knochenmarks und fördern die Bildung roter Blutkörperchen;
- fördern Proteinbiosynthese und das Wachstum von Knochen und Muskelmasse;
- sind wichtig für die Libido, die Lust am Sex;
- helfen mit, das Cholesterin im Blut zu senken;
- verstärken die Körperbehaarung;
- fördern Leistungsfähigkeit und auch Aggressivität.

Angesichts der Vielfalt an Aufgaben, die die Östrogene, das Progesteron und die Androgene im Körper wahrnehmen, wird deutlich, dass sich Veränderungen in ihrer Menge und Zusammensetzung im Körper bemerkbar machen können.

Nach einem Test, der Ihnen Anhaltspunkte gibt, ob Sie das Tor zu den Wechseljahren gerade durchschreiten bzw. woran Sie das merken, geht es in diesem Kapitel darum, mit häufig geäußerten Irrtümern über das Klimakterium aufzuräumen und sich einen Überblick über das tatsächliche Geschehen in diesem Lebensabschnitt zu verschaffen.

Haben die heißen Jahre etwa schon angefangen?

Nachfolgend finden Sie zwölf Fragen, die auf wechseljahrestypische Begleiterscheinungen und Indizien für das Älterwerden hinweisen können. Treffen Sie unter den drei Antwortmöglichkeiten Ihre persönliche Auswahl und markieren Sie dies mit einem Kreuzchen.

Nr.	Frage	Ja	kaum, wenig	nein
1	Spüren Sie Veränderungen in Ihrer monatlichen Regelblutung wie unregelmäßige, ungewöhnlich starke oder schwache Blutungen?			
2	Ist Ihre Regel über Monate hinweg komplett ausgeblieben?			
3	Bemerken Sie plötzlich auftretende Schweißausbrüche?			
4	Ist Ihre Haut ohne erkennbare äußere Ursache trockener geworden?			
5	Leiden Sie unter vermehrter Trockenheit der Scheide und/oder haben Sie Schmerzen beim Sex?			
6	Treten bei Ihnen Harnwegsbeschwerden auf wie häufiger Harndrang, Schmerzen beim Wasserlassen oder unwillkürlicher Harnabgang?			
7	Haben Sie seit Wochen oder Monaten Probleme mit dem Einschlafen oder dem Durchschlafen?			
8	Fühlen Sie sich in letzter Zeit schnell erschöpft oder überlastet?			

Nr.	Frage	Ja	kaum, wenig	nein
9	Sind Sie häufiger grundlos reizbar, angespannt und unruhig?			
10	Legen Sie an Gewicht zu oder nehmen Sie ab, ohne Ihre Essgewohnheiten verändert zu haben?			
11	Leiden Sie seit Kurzem unter Herzbeschwerden, wie beispielsweise plötzlichem Herzrasen?			
12	Bemerken Sie an sich häufige und deutliche Stimmungsschwankungen?			

AUSWERTUNG:

Wenn Sie bei den Fragen 1 bis 3 Ihr Kreuzchen bei »Ja« gemacht haben, deutet dies darauf hin, dass die Wechseljahre für Sie schon begonnen haben. Die anderen von Ihnen wahrgenommenen Veränderungen (Fragen 4 bis 12) können durchaus auch andere Ursachen haben oder weitverbreitete Begleiterscheinungen des Älterwerdens sein.

Natürlich kann das Testergebnis nur ganz grob die Wahrscheinlichkeit widerspiegeln, die sich aus Ihren Antworten ergibt. Ebenso gilt, dass verschiedene der genannten Symptome nicht bei jeder Frau in gleichem Maße auftreten. Das heißt, auch ohne typische Anzeichen besteht ab einem gewissen Alter – auch wenn kaum Wechseljahresbeschwerden auftreten – die Möglichkeit, dass die Wechseljahre bereits begonnen haben. Von daher ist es am besten, sich bei Ihrer Frauenärztin/Ihrem Frauenarzt mittels eines Bluttests Klarheit zu verschaffen.

FÜNF IRRTÜMER
DIE WECHSELJAHRE BETREFFEND

1. DIE WECHSELJAHRE SIND EINE HORMONMANGELKRANKHEIT, DIE MAN THERAPIEREN MUSS.

Die Wechseljahre sind keine Krankheit, die behandelt werden müsste, sondern ein völlig normaler physiologischer Prozess. Es ist nichts Krankhaftes daran, dass der weibliche Körper mit zunehmendem Alter weniger Östrogen produziert.

Verschiedene positive Effekte, die man in der Vergangenheit der Hormonersatztherapie zuschreiben wollte, lassen sich nicht durch entsprechende Studien verifizieren. Weder schützt die Gabe künstlicher Hormone vor Demenz, noch ist ein jüngeres Aussehen oder straffere Haut belegbar, noch sinkt die Häufigkeit von Harnwegsinfekten in und nach den Wechseljahren. Die Nebenwirkungen hingegen sind sehr kritisch zu sehen, allen voran ein gesteigertes Risiko, an Brust- oder Eierstockkrebs zu erkranken. Ob eine Hormonersatztherapie das Entstehen anderer Krebsarten begünstigt, wird kontrovers diskutiert, kann jedoch nicht ausgeschlossen werden.

(Quelle: Krebsinformationsdienst des Deutschen Krebsforschungszentrums)

2. WECHSELJAHRE SIND REINE FRAUENSACHE.

Dem ist nicht so. Wechseljahre haben auch Männer, sie verlaufen nur etwas anders. Beim Mann sinkt der Testosteronspiegel ab dem 35. Lebensjahr um ca. ein Prozent jährlich. Somit hat ein 60-jähriger Mann bereits etwa 25 Prozent weniger Sexualhormone im Körper. Das Testosteron sinkt jedoch deutlich langsamer als der Hormonspiegel einer Frau, und es gibt dabei zudem eine große Spannbreite an individuellen Unterschieden. Während es bei Frauen zu einem relativ raschen Abfall der Eierstockfunktion kommt, bleibt bei manchen Männern die Testosteron- und Samenzellen-Produktion sogar bis ins hohe Alter erhalten.

3. DIE WECHSELJAHRE SIND ZWANGSLÄUFIG MIT VIELEN BESCHWERDEN VERBUNDEN.

Dies ist nicht zwangsläufig so. Studien zeigen, dass bei etwa einem Drittel der Frauen keinerlei klimakterische Beschwerden auftreten und etwa 40 Prozent zwar Beeinträchtigungen spüren, diese aber eher als mild einstufen. Nur etwa 20 Prozent haben Probleme durch typische Begleiterscheinungen. Sie leiden z. B. unter Hitzewallungen, Stimmungsschwankungen, Trockenheit der Schleimhäute oder Schlafstörungen. Hitzewallungen lassen sich unmittelbar auf das Auf und Ab bei der Hormonproduktion zurückführen, bei anderen Symptomen, die Betroffene oft ebenfalls den Wechseljahren zuschreiben, ist der Zusammenhang weniger klar. Dies wird auch von einer neueren Untersuchung bestätigt (S. 31 ff.).

4. IN DEN WECHSELJAHREN SCHWINDET DIE SEXUELLE LUST.

Das Ende der fruchtbaren Lebensphase ist nicht mit einem Ende sexueller Empfindsamkeit gleichzusetzen. Sich sexuell zu erregen, erregt zu werden und Orgasmen zu erleben verändert sich normalerweise durch die Wechseljahre nicht. Viele Frauen haben jedoch ab etwa der Lebensmitte das Problem der vaginalen Atrophie, der »trockenen Scheide«. Die weiblichen Sexualhormone sorgen dafür, dass die Vagina befeuchtet wird und elastisch bleibt. Wenn das Östrogen weniger wird, geschieht dies nicht mehr in der gleichen Weise wie bisher. Hier kann ein Gleitgel hilfreich sein.

5. IN DEN WECHSELJAHREN IST EINE SCHWANGERSCHAFT NICHT MEHR MÖGLICH.

Die Wahrscheinlichkeit dafür nimmt ab, aber es ist nicht völlig auszuschließen, doch noch schwanger zu werden. Erst wenn mindestens ein Jahr lang keine Blutung mehr stattgefunden hat, tendiert die Wahrscheinlichkeit einer Schwangerschaft gegen null. Klarheit bringt hier ein Bluttest, der bei der Frauenärztin/beim Frauenarzt durchgeführt wird. Wichtig zu wissen: Wer zur Abmilderung von Wechseljahresbeschwerden Hormonpräparate einnimmt, ist damit – im Unterschied zu einer Antibabypille – nicht vor einer Empfängnis geschützt.

Wissen, was geschieht

Im Durchschnitt braucht der Körper etwa zehn Jahre, um sich von der fruchtbaren zur nichtfruchtbaren Lebensphase neu auszubalancieren. Wann die Wechseljahre anfangen und wie lange sie andauern, ist individuell sehr verschieden. Man vermutet, dass da vor allem auch die Gene mitspielen. Wenn Ihre Mutter und Großmutter in weiblicher Linie beispielsweise auffallend früh oder recht spät in die Wechseljahre gekommen sind, könnte das bei Ihnen ähnlich sein. Hier gibt es eine Parallele zur Pubertät. Auch hier nimmt die persönliche Körpergeschichte von Mutter und Großmutter in weiblicher Linie Einfluss darauf, wann die erste Periode einsetzt.

Die Veränderungen, die sich mit dem Einsetzen der Wechseljahre im Körper vollziehen, geschehen nicht schlagartig oder kontinuierlich in kleinen Schritten, sondern es passiert schubweise. Dementsprechend gibt es Zeitspannen, in denen Sie viel von der Umstellung mitbekommen, und andere, wo Sie den Eindruck haben, eigentlich sei jetzt schon alles vorbei – bis sich dann der nächste Schub abzeichnet. Auch wann nun die Monatsblutung tatsächlich zum letzten Mal kommt, ist ganz unterschiedlich.

Die Wechseljahre können einerseits bereits mit 40 Jahren einsetzen oder sogar schon vorher, andererseits aber auch erst mit 50 Jahren oder noch später. Das Durchschnittsalter für die Menopause liegt heute bei 51 Jahren. Wir leben also etwa drei bis vier weitere Lebensjahrzehnte nahezu gänzlich ohne die körpereigene Produktion von Sexualhormonen, aber ohne dass wir dadurch aufhören, Frau zu sein!

Das war früher so nicht der Fall, denn die Lebenserwartung war ja wesentlich niedriger als heute. Damals galten die Wechseljahre als starkes Signal für das Altwerden. Dennoch macht es Frauen heute oft psychisch zu schaffen, wenn sie sehr früh erste Wechseljahressymptome an sich bemerken, wie dies beispielsweise auch bei Karen M. der Fall ist. Karen ist 42 und übt ihren Beruf als Arzthelferin schon seit etlichen Jahren nicht mehr aus, um sich ganz ihrer Familie zu widmen. Die Zwillingstöchter sind erst vor einem Jahr eingeschult worden. Als ihre Frauenärztin sie darüber informierte, dass ihre unregelmäßige Periode auf den Beginn der Wechseljahre zurückzuführen sei, hat sie völlig überrascht und regelrecht entsetzt reagiert, denn sie meint, dafür doch »noch viel zu jung« zu sein.

PRÄMENOPAUSE, PERIMENOPAUSE UND POSTMENOPAUSE

Üblicherweise unterteilt man die »heißen Jahre« in drei Phasen: Prämenopause, Perimenopause und Postmenopause. Die Dauer der einzelnen Phasen und die damit verbundenen Begleiterscheinungen können individuell jeweils sehr verschieden sein.

DIE PRÄMENOPAUSE
Zunächst wird nicht mehr regelmäßig jeden Monat eine reife Eizelle produziert, der Eisprung bleibt öfter aus, die Fruchtbarkeit nimmt ab.

Der Östrogenspiegel ist meist noch unverändert, jedoch kommt es mehr und mehr zu einem Gestagenmangel, da Gestagen immer nur dann produziert wird, wenn ein Eisprung stattgefunden hat. Erste Anzeichen dieser Art hormoneller Dysbalance sind in erster Linie Blutungsstörungen. Zusätzlich können aufgrund des Mangels an Gestagen prämenstruelle Beschwerden wie z. B. Brustspannen, Wassereinlagerungen, Kopfschmerzen und Stimmungsschwankungen auftreten.

DIE PERIMENOPAUSE

Die Perimenopause ist die Phase des »eigentlichen Übergangs«. Man bezeichnet damit den Zeitraum von zwei bis drei Jahren vor bis zu einem Jahr nach der Menopause, der allerletzten Monatsblutung. Durch die nur noch wenig verbliebenen Eibläschen verringert sich die Östrogen- und Gestagenproduktion immer mehr. In dieser Phase treten Blutungsstörungen und mögliche Wechseljahresbeschwerden zumeist am deutlichsten auf.

DIE POSTMENOPAUSE

Auf die Perimenopause folgt die Postmenopause. Nun ist die Produktion der weiblichen Geschlechtshormone fast erloschen. Traten ein Jahr lang keine Blutungen mehr auf, ist davon auszugehen, dass die Eierstöcke ihre Tätigkeit eingestellt haben und damit die Phase der Fruchtbarkeit endgültig abgeschlossen ist. Auch in dieser Phase können möglicherweise noch eine Zeit lang Hitzeschübe auftreten. Und, Achtung! Weil die Schutzwirkung des Östrogens im Verlauf der Wechseljahre geringer wird und schließlich völlig verschwindet, nimmt das individuelle Risiko für Herz-Kreislauf-Erkrankungen und Osteoporose zu. Hier gilt es gegebenenfalls durch Änderungen im Lebensstil gegenzusteuern (siehe dazu auch S. 204 ff.).

Bis zur Prämenopause haben Frauen rund 400 Eisprünge erlebt. Die Wechseljahre beginnen dann, wenn die Eibläschen in den Eier-

stöcken nahezu aufgebraucht sind. Dadurch nimmt die Hormonproduktion in den Eierstöcken allmählich ab, und in den darauffolgenden Jahren beginnen sie sich zu verändern. Das komplexe, im Regelfall optimal eingespielte System der Hormonausschüttung gerät durcheinander, und es braucht einige Zeit, bis es sich auf einem niedrigeren Niveau wieder eingependelt hat. Diese Schwankungen lösen im Hypothalamus Reaktionen aus, die wiederum wichtige Körperfunktionen beeinflussen, wie beispielsweise die Wärmeregulation, den Stoffwechsel, den Blutdruck, die Atmung und den Schlaf-wach-Rhythmus.» Können« bedeutet dabei, dass es zu Umstellungsbeschwerden kommen *kann*, dies jedoch keineswegs zwangsläufig der Fall sein *muss*.

BESCHWERLICHE WECHSELJAHRE?

Hier wird meist eine ganze Latte von körperlichen und psychischen Phänomenen aufgelistet, die man den Wechseljahren zuschreibt. Wie wir später noch sehen werden, sind einige wenige tatsächlich auf die Wechseljahre zurückzuführen, während andere auch abweichende Ursachen haben können.

Zu den am häufigsten genannten **neurovegetativen Beschwerden** gehören Hitzewallungen und Schweißausbrüche, Einschlaf- und Durchschlafprobleme, aber auch Empfindungsstörungen in Armen und Beinen, Gelenk- und Muskelschmerzen, Schwindel- und Schwächegefühle, Blutdruckschwankungen, Kopfschmerzen und Herzrasen.

Als **psychische Beschwerden** gelten Stimmungsschwankungen, gesteigerte Reizbarkeit und Aggressivität, innere Unruhe bis hin zu diffusen Angstgefühlen, depressiven Verstimmungen oder auch Konzentrationsproblemen, Müdigkeit und schneller Erschöpfung.

Urogenitale Beschwerden äußern sich in vaginaler Trockenheit, in Schmerzen beim Sex und unvermittelt auftretenden Regelblutungen, die manchmal auch sehr stark sein können. Manche Frauen leiden auch an einer Reizblase und an Harninkontinenz.

Das alles kann Sie packen, jedoch nicht ständig und auch nicht alles gleichzeitig – und wie man heute weiß, kann das meiste davon auch andere Ursachen haben.

Interessant bei der Betrachtung möglicher Beschwerden ist vor allem eine im Jahr 2005 erschienene Studie. Prof. Kerstin Weidner, Direktorin der Universitätsklinik für Psychotherapie und Psychosomatik in Dresden, fand heraus, dass viele der speziell den Wechseljahren zugeschriebenen Symptome auch bei Frauen anderen Alters und auch bei Männern auftreten. An der von ihr durchgeführten Studie nahmen 1400 Frauen und 1200 Männer zwischen 14 und 92 Jahren teil. Tatsächlich nannten Frauen im typischen Alter der Wechseljahre viele der abgefragten Symptome. Dies traf jedoch ebenso auf viele der anderen Probandinnen und Probanden zu. Wenn man die Ergebnisse auf den Punkt bringt, lässt sich Folgendes feststellen:

1. Körperliche Beschwerden nehmen mit steigendem Alter sowohl bei Frauen als auch bei Männern zu. Auch ist beispielsweise die bei Frauen oft genannte Trockenheit der Scheide weniger typisch für die Wechseljahre, sondern für das Älterwerden allgemein. In der Phase der Hormonumstellung nimmt die Trockenheit zwar zu, danach aber nicht wieder ab. Demnach ist dies auf den allgemeinen Alterungsprozess und nicht speziell auf die Wechseljahre zurückzuführen. Also könnte eine Hormontherapie beim Phänomen der Trockenheit rein faktisch nichts bewirken.

2. Psychische Wechseljahresbeschwerden gehören ins Reich der Legende, was natürlich nicht heißt, dass die im Kasten genannten Phänomene Fehlwahrnehmungen darstellen, aber sie können ebenso bei Jüngeren wie bei Älteren, bei Frauen und Männern gleichermaßen vorkommen. Klare wechseljahrestypische oder auch nur alterstypische Zuschreibungen bei psychischen Symptomen wie gesteigerter Reizbarkeit, diffusen Angstgefühlen, depressiven Verstimmungen oder schneller Erschöpfung konnten die Forscher nicht ausmachen. Prof. Weidner und ihre Kollegen sehen für die psychische Gesundheit vielmehr andere Faktoren verantwortlich: den Bildungsabschluss, das Einkommen, den Beruf, die Partnerschaft und ob jemand die Überzeugung hat, das eigene Leben selbst gestalten zu können, oder sich als Opfer der Umstände sieht.

3. Nur ein einziges Symptom war der Studie zufolge unzweifelhaft den Wechseljahren zuzuordnen: Hitzewallungen und plötzliche Schweißausbrüche. Damit verbunden auch jene Schlafstörungen, die auf nächtliche Hitzewallungen zurückzuführen sind. Jüngere und ältere Frauen erleben dieses Phänomen nicht, und bei Männern ist es natürlich auch unbekannt.

Die psychischen Symptome, die **Mona** *bedrücken, können natürlich etwas mit den Wechseljahren zu tun haben, sie können aber auch Ausdruck von Stress oder einer inneren Krise sein. Mona ist 49 Jahre alt, und bei ihr begannen die Wechseljahre vor etwas über einem Jahr. Sie ist Versicherungskauffrau und bewohnt mit ihrem Lebensgefährten eine alte Villa in Berlin-Lichterfelde. Zwei ihrer Töchter sind schon ausgezogen und leben anderswo, die jüngste schließt gerade ihr Studium ab. Außer Schlafstörungen hat sie körperlich kaum Beschwerden, fühlt sich aber zunehmend unausgeglichen und »nahe am Wasser gebaut«, redet öfter mal davon, »alles hinschmeißen« zu wollen.*

*Bei **Hanne** spielen diese oft mit den Wechseljahren in Zusammenhang gebrachten psychischen Symptome keine besondere Rolle. Zwar fühlt sie sich öfter mal überfordert, aber das führt sie eher auf ihre derzeitige Lebenssituation zurück. Sie ist 50 und arbeitet freiberuflich als Lektorin und Übersetzerin. Sie hat ihre zwei erwachsenen Söhne und ihre 15-jährige Tochter allein großgezogen. Seit einem Jahr kümmert sie sich auch verstärkt um ihre Mutter, die nach dem Einsetzen einer künstlichen Hüfte in ihren Bewegungsabläufen noch immer gehandicapt ist. Hanne ist auf der Suche nach Entlastung und will »wieder mal frei durchschnaufen« können. Kurz nach ihrem 50. Geburtstag ist sie in die Wechseljahre gekommen, und ihr machen körperlich vor allem Hitzewallungen zu schaffen.*

Selbst erfüllende Prophezeiungen

Frauen werden also nicht automatisch reizbarer, depressiver, ängstlicher oder vergesslicher, wenn der Hormonspiegel sinkt. Auch bekommt niemand zwangsläufig Herzrasen, eine Reizblase oder Schlafstörungen. Wie die Wechseljahre erlebt werden, hängt in einem nicht unbeträchtlichen Maße von der Erwartungshaltung ab. Wenn eine Frau davon ausgeht, dass sie unter den Wechseljahren leiden wird – nicht zuletzt deswegen, weil ihr das von den Medien und vielleicht auch von ärztlicher Seite her so nahegebracht wird –, so steigt die Wahrscheinlichkeit, dass dies dann auch so eintritt. Auf diese Weise können Wechseljahresbeschwerden auch zu einer selbst erfüllenden Prophezeiung werden.

Die Ergebnisse interkulturell angelegter Forschungen weisen in eine ähnliche Richtung. Es fällt auf, dass Frauen anderer Kulturen weniger unter den Wechseljahren zu leiden scheinen als Frauen des westeuropäischen oder amerikanischen Kulturkreises. Überall dort, wo der Wegfall der Fortpflanzungsfähigkeit einhergeht mit größerer Freiheit, einem Zuwachs an Wertschätzung, Kraft, Macht und weitergehenden Rechten, fallen negative körperliche Symptome viel weniger ins Gewicht.

Was hilft, mit »fliegender Hitze« & Co. gut klarzukommen

Heiß, heißer, am heißesten

»Hitzewallungen« ist meist das Erste, was einem zum Thema Wechseljahre in den Sinn kommt. Der Volksmund hat den Begriff »fliegende Hitze« geprägt, und dies charakterisiert das Phänomen richtig gut: fliegt schnell heran, ist heiß, fliegt schnell wieder weg. Eine typische Hitzewallung dauert nicht länger als ein paar Minuten.

Hitzewallungen stellen eine Körperempfindung dar. Ob sie als neutral, angenehm oder unangenehm wahrgenommen werden, ist auch eine Sache der jeweiligen Interpretation. Manche Frauen erleben Hitzewellen durchaus auch als positiv: als Energieschübe, die sie so richtig in Schwung bringen. Andere sind eher genervt davon, ständig Kleidungsstücke wechseln zu müssen oder immer wieder dann, wenn sie vielleicht im Job gerade im Mittelpunkt der Aufmerksamkeit stehen, gezwungenermaßen ein Schweißbad zu nehmen.

DIE »FLIEGENDE HITZE« – WO KOMMT SIE HER?
Als Ursache der Hitzewallungen – diesen anfallsweise aufkommenden und schnell wieder abflauenden Wärmeschüben – wird eine Dysfunktion in der Regulierung der Körpertemperatur vermutet, was

vom Zwischenhirn, dem sogenannten Temperaturzentrum, aus gesteuert wird. Diese Dysfunktion wird durch die Hormonumstellung verursacht. Bei zu hoher Körpertemperatur kommt vom Temperaturzentrum die Anweisung, die Blutgefäße zu erweitern. Der Hautwiderstand fällt, Herzfrequenz und Hauttemperatur steigen an. So gelangt mehr Blut an die Hautoberfläche und kann dort rascher abkühlen. Diese Erweiterung der Gefäße zeigt sich als plötzlicher Wärmeschub: Eine Hitzewelle brandet heran. Sie beginnt häufig im Brustraum, steigt von dort über den Hals bis zum Kopf und breitet sich weiter in die Peripherie aus. Dann folgt der Schweißausbruch. Wenn die Hitze abklingt, ist oft ein leichtes Frösteln zu spüren, das dadurch entsteht, dass der Schweiß auf der Haut verdunstet.

__Hanne__ berichtet, dass bei ihr im Vorfeld einer Hitzewallung eine Art »Aura« spürbar sei, verbunden mit heftigem Herzklopfen. Es fühle sich so an, als würde ihr dann alles zu eng werden.

Ein solches spezielles Vorgefühl kennen viele Frauen. Bei manchen sind es Anzeichen, wie Hanne sie erlebt, anderen wird schwindelig oder flau im Magen. Es sind Vorboten, bei deren Auftauchen Frauen »einfach wissen«, dass es nun gleich losgeht.

Hitzewallungen können oft oder selten auftreten und auch ganz unterschiedlich intensiv sein. Die Spanne reicht von seltenen Hitzeanflügen, die sich nur ein paarmal im Monat bemerkbar machen, bis hin zu mehreren »heißen Zeiten« innerhalb von einigen Stunden. Diese Wallungen mögen lästig sein und manchmal auch viel Umstände machen, doch ein Risiko für die Gesundheit sind sie nicht. Wenn die hormonelle Umstellung abgeschlossen ist, klingen sie ebenso ab wie auch andere Begleiterscheinungen der Wechseljahre.

Was die Wallung anfeuert und stärker macht	Was die Wallung in Schach hält oder abschwächen hilft
Stress	Entspannungsphasen in den Alltag einbauen
heftige Emotionen wie Angst, Wut oder Ärger	Gelassenheit lernen und üben
Sonneneinstrahlung	sich im Schatten aufhalten
räumliche Enge	viel Raum um sich herum
überheizte Zimmer	kühle Räume
Koffein und Alkohol	Kräutertee, Wasser, Saftschorle

Also: Ist der Raum kühl, die wechseljahreserlebende Frau ebenso und trinkt sie statt Kaffee oder Wein Kräutertee, dann sind die Wallungen seltener und weniger intensiv. Ab und an ist es aber etwas eintönig, immer nur vernünftig zu sein, oder? Am Spätnachmittag auf einer sonnigen Terrasse sitzen und mit einem Freund ein Glas Wein trinken hat ja auch seine Qualitäten, und da kann es gut sein, dass Sie solche Momente auch gerne um den Preis eines Hitzeschubs genießen – na klar. Wo kämen wir hin, wenn wir immer nur unserer Vernunft folgen würden?

Genauso verhält es sich mit den vielen Empfehlungen, die als hilfreich betrachtet werden, Hitzewallungen abzumildern oder gar nicht erst zur Blüte kommen zu lassen. Kaum einer der Ratschläge ist durch Studien hinreichend abgesichert, was aber durchaus nicht dagegen spricht, selbst Erfahrungen damit zu machen, sei es nun eine bestimmte Art der Ernährung, sei es die Verbesserung von Kraft und Ausdauer, der Aufenthalt an der frischen Luft, Yoga oder Entspannungstechniken. Weniger Salz, weniger Fast Food, weniger Süßigkeiten und mehr Obst und Gemüse, Soja- und Vollkornprodukte, das ist auf keinen Fall verkehrt, sondern ganz allgemein gut für die Gesundheit. Und das gilt auch für Sport, Bewegung und Entspannung. Die Hitzewallungen werden dadurch zwar nicht unmittelbar abgemildert, dem körperlichen und seelischen Wohlbefinden dient es aber allemal (siehe dazu auch »Die drei Säulen eines gesunden Lebensstils«, S. 204 ff.).

Und übrigens: Wenn Sie konzentriert einer spannenden Beschäftigung nachgehen, dann werden Sie Hitzewallungen oft nur ganz am Rande wahrnehmen.

Wie viele andere Frauen in den heißen Jahren ist auch **Hanne** *ein Fan vom Zwiebel-Look geworden. Sie findet es müßig, sich über die fliegende Hitze zu ärgern, denn Ärger und Zorn würden den Körper nur noch zusätzlich anfeuern. Stattdessen hat sie es akzeptiert, dass das nun wohl eine Weile so weitergehen wird, und hat sich mit der Auswahl ihrer Kleidung darauf eingestellt. So trägt sie jetzt im Winter zwei oder auch drei Lagen übereinander, sodass sie sofort, wenn es akut wird, eine oder zwei Schichten ablegen kann. Außerdem hat sie immer ein kleines Täschchen mit Feuchttüchern und Deo dabei, damit sie sich – beispielsweise vor einer anstehenden Besprechung – schnell frisch machen kann. Zudem lässt sie allein schon das Wissen um ihr »Notfallset« gelassener sein und sich den Hitzeschüben besser gewachsen fühlen.*

Nachts bin ich wach und am Tag bin ich müde

Da die »fliegende Hitze« häufig auch nachts auftritt und dadurch den Schlaf raubt, kann sie zum Problem werden. Dann finden die für die Erholung sehr wichtigen Tiefschlafphasen nur in Ansätzen statt, oder sie fehlen ganz. Das heißt: Man kommt am Morgen nur mühsam aus den Federn und fühlt sich »unterschlafen«. Wenn das nur hin und wieder vorkommt, ist dies kein Problem, wohl aber wenn sich dadurch ein chronisches Defizit aufbaut, denn das wirkt sich negativ auf das Konzentrationsvermögen und die Leistungsfähigkeit aus und beeinträchtigt ganz allgemein die Lebensqualität.

Nächtliche Wallungen sind aber nicht das Einzige, was in den Wechseljahren kräftig am Schlaf nagen kann. Es sind die hormonellen Veränderungen, die sich vollziehen. Der Hormonspiegel schwankt bei manchen Frauen oft so stark, dass auch die Schlafregulation aus dem Takt kommt. Vor allem das Östrogen spielt hierbei eine Rolle, denn es beeinflusst die Stoffwechselvorgänge im Gehirn und unterstützt die Tiefschlafphasen ebenso wie auch die REM-Phasen, in denen wir träumen und Erlebtes verarbeiten.

Sinkende Östrogenwerte können deswegen auch bewirken, dass der Schlaf flacher und weniger erholsam wird, es vielleicht auch schwerer fällt einzuschlafen oder man mehrmals aufwacht.

Das ist etwas, was **Mona** *sehr zu schaffen macht. Ihr Problem ist nicht das Einschlafen, sondern dass es ihr kaum mehr gelingt durchzuschlafen. Wie sie sagt, wacht sie meist zwischen zwei und drei Uhr auf und kommt dann einfach nicht mehr zur Ruhe. Sie hat schon vieles ausprobiert: einen Schlaftee trinken, Entspannungs-CDs anhören, in einem Buch lesen, Atemzüge zählen, autogenes Training. Manchmal steht sie auf und geht herum in der Hoffnung, vielleicht dadurch richtig müde zu werden. Manchmal ist sie regelrecht verzweifelt, beispielsweise wenn am nächsten Tag Besprechungen oder wichtige Termine mit Kunden anstehen. Wie soll sie das dann so völlig übermüdet überhaupt bewältigen? Diese Vorstellung taucht immer wieder auf, während sie Runde um Runde dreht. Oft liegt sie am Ende todmüde im Bett, findet aber trotzdem keinen Schlaf.*

Es ist ihr schwergefallen, es als Realität anzunehmen, dass sich der

Nachtschlaf – warum auch immer – so negativ verändert hat. Schließlich hat sie erkannt, dass sie auch mittels Entspannung etwas für ihre Erholung tun kann, auch wenn der Schlaf partout nicht kommen will. So greift sie jetzt, sobald sie aufwacht, zum Buch und sagt sich, dass es gar nichts mache, nun notfalls auch bis zum Morgen zu lesen. Sie empfindet es als sehr beruhigend zu wissen, dass ihr Mann das Bett mit ihr teilt und sie sich jederzeit auch an ihn ankuscheln könnte. Sie fühlt sich von ihm sehr verstanden. Meistens nickt sie über ihrer Lektüre dann irgendwann ein. Oftmals ist beim Aufstehen dann das Licht noch an, aber das nimmt Mona gern in Kauf, und auch ihr Mann fühlt sich nicht sonderlich gestört davon.

NATÜRLICHE EINSCHLAF- UND DURCHSCHLAFHILFEN
- abends nur leichte Mahlzeiten; nichts essen, was schwer im Magen liegt
- Abendrituale wie ein Entspannungsbad oder ein warmer Schlummertrunk: z. B. spezielle einschlaffördernde Tees trinken, etwa mit Baldrian, Melisse, Passionsblume, Johanniskraut oder auch Hopfen
- sich am späten Abend nur ruhigen und eher schematischen Tätigkeiten widmen
- sich regelmäßige Zubettgeh-Zeiten angewöhnen
- für angenehme Temperatur und Ruhe im Schlafzimmer sorgen
- vor dem Zubettgehen lüften, damit der Raum gut mit Sauerstoff versorgt ist
- autogenes Training oder progressive Muskelentspannung
- Yogaübungen
- Raumduft mit beruhigend wirkenden ätherischen Ölen verwenden, beispielsweise Weihrauch, Lavendel, Ylang-Ylang oder Melisse
- ein gutes, aber auch »leichtes« Buch zum Lesen bereithalten

Haut und Haar

Kollagen ist ein Eiweiß im Bindegewebe der Haut, das nicht nur stützend wirkt, sondern auch Feuchtigkeit speichert, was die Haut glatt, faltenlos und prall aussehen lässt. Schon weit im Vorfeld der Wechseljahre, etwa mit Anfang oder Mitte 30, beginnt die Haut dünner und trockener zu werden. Die stützende Kollagenschicht bildet sich im Zuge des Älterwerdens immer mehr zurück. Da an der Bildung von Kollagen auch Östrogene beteiligt sind, verliert die Haut bei nachlassender Östrogenproduktion noch einmal zusätzlich an Feuchtigkeit, Stärke und Elastizität. Das macht sie dünner, trockener und faltiger. Ebenso wird das Haar dünner und feiner und neigt leichter dazu, auszufallen.

Alles keine schönen Aussichten, doch es ist nun einmal so, dass die Durchblutung und damit die Versorgung mit Nährstoffen und Sauerstoff weniger werden. Dies hängt zum einen eben mit dem Sinken des Östrogenspiegels zusammen, ist zum anderen aber auch einfach nur Teil des allgemeinen Alterungsprozesses. Zudem gibt es noch weitere Faktoren, die das Altern von Haut und Haar fördern: Rauchen, intensive Sonnenbestrahlung, andauernde Gewichtsschwankungen und auch Diätformen, bei denen es zu einer Unterversorgung wichtiger Nährstoffe kommt.

Dünner werdendes Haar zeigt sich nicht nur am Kopfhaar, sondern auch an der Achsel- und Schambehaarung. Paradoxerweise kann sich der Haarwuchs in anderen Körperregionen sogar verstärken. Beispielsweise kann sich ein sichtbarer Flaum auf der Oberlippe oder auch an den seitlichen Gesichtspartien bilden, auch können vereinzelte Haare dunkler, stärker oder borstiger werden. Bei Phänomenen wie diesen schlägt dann der relativ stärker werdende Einfluss der Androgene im Verhältnis zu den zurückweichenden Östrogenen durch. Aufhalten lassen sich die Veränderungen an Haut und Haar nicht, lediglich durch einen geeigneten Lebensstil verlangsamen (siehe unten).

WAS HAUT UND HAAREN GUTTUT
- eine ausgewogene Ernährung, die Sie mit allen nötigen Nährstoffen versorgt
- guter Sonnenschutz: Sonnenstrahlen können mit voranschreitendem Alter leichte Pigmentflecken verursachen; zudem lassen sie die Haut schneller altern und trocknen sie aus
- genügend Schlaf und Entspannung
- für viel Bewegung sorgen, und das regelmäßig
- möglichst wenig Alkohol und Nikotin

Trocken, trockener, am trockensten

Die Trockenheit macht sich nicht nur in der Versorgung von Haut und Haar bemerkbar. Auch die Schleimhäute der Scheide verändern sich entsprechend. Hier sitzen besonders viele Rezeptoren für Östrogen. Wenn der Östrogenspiegel sinkt, wird auch die Scheidenschleimhaut weniger durchfeuchtet und durchblutet, und die Schleimhäute der Vagina werden dünner. Daher wird die Scheide langsamer feucht. Dies ändert nichts an der Fähigkeit, zum Orgasmus zu kommen, doch durch die Trockenheit können beim Sex Schmerzen auftreten. Auch Juckreiz ist vermehrt möglich und frau kann anfälliger für Scheidenentzündungen werden.

Da sich auch das Gewebe der Harnröhre und des Beckenbodens zurückbildet, kann der Beckenboden an Spannung verlieren. Das heißt: Wenn die Blase unter Druck gerät, z. B. wenn Sie lachen, niesen oder husten oder wenn Sie etwas Schweres heben, kann es passieren, dass unwillkürlich Harn abgeht. Das ist den meisten Frauen extrem peinlich. Ein spezielles Beckenbodentraining hilft gegenzusteuern, indem durch das Training der entsprechenen Muskelpartien die Spannung erhalten bleibt.

Trockene Schleimhäute können aber auch den Augen zu schaffen machen. Ist die Bindehaut nicht genügend durchfeuchtet, kann es beispielsweise Schwierigkeiten bereiten, Kontaktlinsen zu tragen, oder die Augen jucken dann oft. Trockenere Mund- und Nasenschleimhäute können anfälliger für Entzündungen machen und auch für das »Burning Mouth Syndrom«, das sich als ein Gefühl des Brennens der Zunge oder auch der Gaumen-, Wangen- und Lippenschleimhaut zeigt. Fließt zu wenig Speichel, können sich zudem schädliche Keime leichter vermehren. Häufiges Trinken, Kauen von Kaugummi und Lutschen von (zuckerfreien) Kräuterbonbons helfen, den Mund feucht zu halten.

... und der Zeiger der Waage schlägt kräftig aus

Viele Frauen, die auf die 50 zugehen, stellen mit einem Mal fest, dass sie ein paar Kilos mehr auf die Waage bringen – ohne dass sie etwas Gravierendes an ihrem Lebensstil geändert hätten. Die Gewichtszunahme liegt nicht vorrangig an den Wechseljahren, sondern hier spielt der Zuwachs an Jahren die Hauptrolle. Das Älterwerden bewirkt bei Frauen ebenso wie bei Männern, dass sich der Stoffwechsel verlangsamt und der Grundumsatz sinkt. Darunter ist der tägliche Energieverbrauch zu verstehen, der benötigt wird, um lebenswichtige Körperfunktionen aufrechtzuerhalten. Den größten Energiebedarf haben die Muskeln, doch deren Masse nimmt mit dem Alter ab, wodurch der Grundumsatz weniger wird. Das bedeutet, um das gewohnte Körpergewicht zu halten, ist es nötig, weniger zu essen und sich mehr zu bewegen.

***Hanne** hat sich längere Zeit überhaupt nicht um ihr Gewicht gekümmert. Viele Jahre trug sie Kleidergröße 40 und war zufrieden damit. Auch als die Wechseljahre einsetzten, aß sie nach wie vor mit Genuss und hatte auch nicht den Eindruck, nun mehr als sonst zu essen. Erst als die Röcke anfingen zu kneifen und der Reißverschluss ihrer Lieblingsjeans nicht mehr zugehen wollte, bemerkte sie es und ärgerte sich. Von der Vorstellung, nun ihre Essgewohnheiten ändern zu sollen, war sie überhaupt nicht angetan. Andererseits wollte sie aber auch nicht von Kleidergröße 40 auf 42 und womöglich dann auch noch auf 44 umsteigen. So hat sie – anfangs widerstrebend – dann doch angefangen gegenzusteuern (Näheres dazu S. 205 ff.).*

Etwa ein Drittel der Frauen ab 40 ist übergewichtig. Zwar sind die Wechseljahre nicht ursächlich für eine Gewichtszunahme verantwortlich, doch der Rückzug des Östrogens beeinflusst die Verteilung zusätzlicher Kilos. Haben sie sich vor den »heißen Jahren« bevorzugt um die Hüften herum, an den Oberschenkeln und am Po angesiedelt, so tun sie dies nun bevorzugt am Bauch, der dann runder und fülliger wird, während die Taille langsam entschwindet. Plötzlich tauchen auch kleine Speckrollen an Stellen auf, wo früher alles glatt und geschmeidig war. Das hat damit zu tun, dass die Androgene im Verhältnis zu den Östrogenen an Einfluss gewinnen und sich die Fettverteilung der bei den Männern annähert. Hinzu kommt, dass sich viele von uns mit zunehmendem Alter weniger bewegen, und das ist fatal, denn wenn ein Zuviel an Energie nicht in Bewegung umgesetzt wird, werden wir zwangsläufig zunehmen.

WIE VIELE KILOS SIND OKAY?

Der Body-Mass-Index (BMI) hilft dabei, das eigene Gewicht zu bewerten. Dabei wird das Gewicht in Kilogramm durch das Quadrat der Größe (»Größe mal Größe« in Meter) geteilt. Das Ergebnis wird wie folgt eingeschätzt:

- BMI unter 19 = Untergewicht
- BMI 19 bis 24,9 = Normalgewicht
- BMI 25 bis 29,9 = Übergewicht
- BMI ab 30 = Fettleibigkeit (Adipositas)

Wobei der Body-Mass-Index nicht das Maß aller Dinge ist, sondern nur eine grobe Orientierung gibt. Eine Frau mit einem muskulösen, durchtrainierten Körper hat automatisch auch einen höheren BMI – vielleicht den gleichen wie auch eine Frau mit ein paar Fettpölsterchen um Taille, Bauch und Hüften herum. Im einen Fall ist das völlig okay, im anderen Fall sollten Gewichtsveränderungen im Auge behalten werden, damit aus dem leichten Übergewicht kein problematisches wird. Und nicht vergessen: Wichtiger als ein paar Kilos rauf oder runter, wichtiger als die Anzahl der Falten im Gesicht oder das Absacken der Körperkonturen ist die Wirkung der Persönlichkeit als Ganzes. Ob Sie selbstsicher oder verzagt sind, ob Sie in Ihrer Mitte ruhen oder sich chronisch überlastet fühlen, ob Ihnen das Leben Spaß macht oder ob Sie es überwiegend als Belastung empfinden – Sie wissen, was Sie wollen und das alles ist bedeutsamer für Gesundheit, Wohlbefinden und Ausstrahlung als fünf Kilos hin oder her, gerade auch in den Wechseljahren. Einer Frau, die mit sich und ihrem Körper versöhnt ist und die ein selbstbestimmtes, abwechslungsreiches Leben führt, sieht man das auch an, denn genau das macht attraktiv und liebenswert.

Auch für Kleidung gilt, was eigentlich immer gelten sollte: Vorrangig ist, dass Sie sich darin wohlfühlen, dass Sie sich weniger am möglichen Blick von außen orientieren, sondern vielmehr an Ihren eigenen Maßstäben und sich so anziehen, dass Sie sich attraktiv fühlen und selbst gefallen.

Psychische Achterbahnfahrten

Fahren Sie urplötzlich aus den nichtigsten Gründen aus der Haut? Bringt es Sie auf einmal auf die Palme, dass sich der neue Mitarbeiter extrem dämlich anstellt? Brechen Sie in Tränen aus, weil im Radio ein Song gespielt wird, der Sie an Ihre erste Liebe erinnert? Können Sie sich über einen nicht sonderlich geistreichen Scherz kaputtlachen? Haben Sie dann andererseits den Eindruck, dass es ein unüberwindbares Hindernis darstellt, morgens überhaupt aus dem Bett zu kommen? Solche abrupten Veränderungen in der Befindlichkeit sind in der Lebensmitte nichts Ungewöhnliches. Manche schreiben es der hormonellen Umstellung zu, andere sehen dieses Phänomen in einem größeren Zusammenhang. Klar, mit dem Auf und Ab des Hormonspiegels fährt auch unsere Stimmung öfter mal Achterbahn. Andererseits: Wenn uns die Endlichkeit des eigenen Lebens ins Bewusstsein dringt, sehen wir manches, was wir erlebt haben, mit anderen Augen.

*Das erlebte auch **Mona** so. Bei ihr tauchte eine diffuse Unzufriedenheit auf, die sie so bisher nicht kannte. Alles und jeden erlebte sie auf einmal als mühevoll, freudlos und belastend: ihre Familie, die Klienten, sich selber, ohne dass sie hätte benennen können, wie es anders gehen könnte. Obwohl sie ihren Mann nach wie vor liebte, konnte er ihr nun häufig nichts mehr recht machen. Dabei bedrückte es sie noch zusätzlich, sich selbst als so »zickig« zu erleben, so unausgeglichen und so heftig schwankend in ihren Stimmungen. Oft ist ihr, aus den unterschiedlichsten Gründen, zum Weinen zumute – ein Sonnenaufgang, Vogelgezwitscher, ein platter Reifen, der Zustand der Welt.*

> **Hanne** *macht sich eher Sorgen um ihre Kraft und um ihr Durchhaltevermögen. Sie befürchtet, den vielfältigen Anforderungen, die an sie gestellt werden, auf Dauer nicht mehr gewachsen zu sein: ihr Job, für Tochter und Mutter da sein, das Organisieren des Alltags mit seinen Pflichten. Das Gefühl, das sie dann oft übermannt, ist eine Mischung aus Angst und Traurigkeit.*

Dass die Stimmung häufiger wechseln kann als bisher, ist eine mögliche, jedoch eben keineswegs zwangsläufig auftretende Begleiterscheinung, wenn frau »in die Jahre kommt«. Wie intensiv diese Stimmungswechsel werden können, ist ebenfalls von Frau zu Frau sehr unterschiedlich. Manche erleben Anfälle von Gereiztheit, Tränenseen oder Durchhänger nur selten, und wenn, dann lassen sich diese mit bewusst gesetzten positiven Akzenten – etwa einem Wellnesstag oder einem ausgedehnten Spaziergang mit einer Freundin – gut ins Lot bringen. Bei manchen Frauen zeigen sich Anzeichen einer solchen Midlife-Crisis viel ausgeprägter. Sie fühlen sich dann häufig angespannt, sind oft genervt. Die lieben Mitmenschen mit ihren Eigenheiten und Marotten gehen ihnen schnell auf den Wecker, und sie haben den Eindruck, dass andere ihnen die Zeit stehlen.

Auch Ängste und Traurigkeit können sich einschleichen – so wie Hanne dies erlebt – bis hin zu depressiven Verstimmungen. Was dem eigenen Leben bislang Sinn verlieh und innerlich Sicherheit vermittelt hat, fühlt sich auf einmal fern und fremd an. Auch die verinnerlichten Strategien und Taktiken, mit Unvorhergesehenem und Stolpersteinen umgehen zu können, haben mit einem Mal kaum mehr etwas mit der inneren Wirklichkeit zu tun. So kommen uns dann selbst die Dinge, die wir bisher gern getan und die uns Spaß gemacht haben, schal und öde vor. Sie werden zu lästigen Pflichten, die sich zu all dem gesellen, was ohnehin wenig spannende alltägliche Aufgaben sind. Wenn ein solcher ausgeprägt freudloser Zustand, in dem Sie sich von einem Tag in den nächsten schleppen, länger als ein oder zwei Wochen anhält, sollten Sie sich Hilfe suchen.

Einige der psychischen Auf und Abs können auch damit zu tun haben, dass wir uns vielleicht – wie viele andere Frauen auch – mit dem bisherigen jugendlichen und attraktiven Äußeren stark identifiziert haben. Da scheint es nun schwer hinnehmbar, wenn sich das Erscheinungsbild verändert, die Haare dünner werden, sich Falten ansiedeln und Pölsterchen um die Taille herum einnisten. Die Vorstellung, jetzt »keine richtige Frau« mehr zu sein, kann dann natürlich zusätzlich deprimieren. Jedoch: Ebenso wie die meisten der anderen beschriebenen Phänomene, die in den Wechseljahren auftreten können, hängt Ihr emotionales Wohlbefinden nicht allein von hormonellen Veränderungen ab, sondern ganz allgemein von Ihrer Lebenseinstellung und der konkreten Lebenssituation, in der Sie sich gerade befinden.

Gehandicapt für die nächsten Jahre?

Wenn Sie nun gelesen haben, was Sie in den »heißen Jahren« alles befallen könnte, wird Ihnen wohl auch ohne Hitzewallung heiß. Was tun? Ein Zelt im Wartezimmer des Arztes aufschlagen? Sich ein paar Jahre ins Sanatorium zurückziehen?

Hätte tatsächlich jede Frau alle diese Beschwerden auf einmal, könnte sie sich fragen, wie sie das überhaupt überstehen soll. Doch so ist es nicht. Zum einen müssen nicht zwangsläufig Beschwerden auftreten, und zum anderen ist es so, dass sich die meisten der auftretenden Symptome – die nach heutiger Erkenntnislage zudem eher etwas mit dem Alterungsprozess als mit den Wechseljahren zu tun haben – abschwächen und verschwinden, sobald sich Ihr Körper an diese Veränderungen angepasst hat. Doch gibt es nicht auch

Möglichkeiten, sich das ganze Hin und Her einfach dadurch zu ersparen, dass man ersetzt, was zur Neige geht?

Über keine andere Behandlungsmethode wurde in den letzten Jahrzehnten so kontrovers debattiert wie über die Hormonersatztherapie (HET). Sie gilt als »Heilmittel« für Beschwerden in den Wechseljahren, die mit einem Rückgang der körpereigenen Hormonproduktion in Zusammenhang gebracht werden. HET-Befürworter sehen in den synthetischen Hormonen eine wertvolle Hilfe für diejenigen Frauen, die es in den Wechseljahren verstärkt mit Hitzewallungen, nächtlichen Schweißausbrüchen, ausgeprägten Stimmungsschwankungen oder auch mit Ein- und Durchschlafstörungen zu tun haben. Kritiker hingegen verweisen auf die erhöhten Risiken für Brustkrebs, koronare Herzkrankheiten, Schlaganfälle und Gefäßerkrankungen.

In der Vergangenheit wurden Hormone eher großzügig verschrieben, doch seit der US-amerikanischen Studie »Women's Health Initiative« (WHI) aus dem Jahr 2002 begann man umzudenken. Die Untersuchung musste damals abgebrochen werden, da die Hormonersatztherapie mit bedenklichen Nebenwirkungen einherging. Dies alarmierte die Fachwelt und auch die Teilnehmerinnen an der Studie. Nach dem Stopp der Hormongaben traten bei mehr als der Hälfte jener Frauen, die unter Hitzewallungen und nächtlichen Schweißausbrüchen gelitten hatten, die Beschwerden erneut auf. Was darauf hinwies, dass die HET nur bewirkt, diese Symptome zu verschieben, nicht aber sie dauerhaft abklingen zu lassen. Verschiedene andere positive Effekte, die man in der Vergangenheit der Hormonersatztherapie zuschreiben wollte, haben sich nicht durch entsprechende Studien verifizieren lassen.

Die oben erwähnte Studie ist ein weiteres Argument gegen die Hormonersatztherapie. Wenn die Wechseljahre – bis auf die Hitzewallungen, das Schwitzen und damit verbundenes nächtliches Aufwachen – keine wissenschaftlich belegten eigenständigen Symptome hervorrufen, dann muss man sie nicht wie eine eigenständige Krankheit behandeln. Aufgrund der erwähnten Nebenwirkungen ist ohnehin erhöhte Vorsicht geboten.

So wird heute – wenn überhaupt – nur noch ein möglichst kurzzeitiger und niedrig dosierter Hormonersatz empfohlen. Viele Frauenärzte verordnen nun stattdessen häufiger Arzneimittel aus dem Spektrum der Phytotherapie. Phytohormone enthalten Inhaltsstoffe, die hormonell im Körper wirken. Sie regen den Körper an, eigene Hormone zu bilden, und gelten als softe Variante der Hormonersatztherapie. Die pflanzlichen Heilmittel, deren Anwendung teilweise bis in die Uranfänge der Kulturgeschichte zurückreichen, haben gerade in den letzten Jahren eine Renaissance erlebt, wenn es darum geht, negative Begleiterscheinungen der Wechseljahre und überhaupt des Älterwerdens zu lindern. Allerdings wird über die Wirksamkeit der pflanzlichen Substanzen kontrovers diskutiert. Es gibt noch keine aussagekräftigen, durch wissenschaftliche Studien gestützten Nachweise über die Wirksamkeit von Phytopharmaka. Was wiederum aber auch nicht bedeuten muss, dass die naturheilkundlichen Mittel nur einen reinen Placeboeffekt hätten.

KLEINES PHYTO-ABC
VON ALANT BIS ZINNKRAUT

ALANT
Der Alant ist eine mehrjährige Staude mit intensiv gelben Blüten, die ursprünglich aus dem südlichen und östlichen Europa sowie aus dem westlichen Asien kommt und bis zu zwei Meter hoch werden kann. In Alant sind Phytohormone enthalten, die durch Hormonschwankun-

gen entstandene Beschwerden – wie beispielsweise übermäßig starke, mit Krämpfen verbundene Monatsblutungen – lindern helfen. Ebenso wirkt er beruhigend, schlaf- und entspannungsfördernd.

BEIFUSS
Der Beifuß ist eine mehrjährige krautige Gewürzpflanze, die fast auf der gesamten Nordhalbkugel verbreitet ist, sich bevorzugt an anspruchslosen Standorten wie Wegrändern, Bahntrassen oder Brachflächen ansiedelt und bis zu 180 cm hoch werden kann. Beifuß findet nicht nur in der Küche Verwendung, sondern ist auch ein sehr altes Heilkraut, das bereits in der Antike und im Mittelalter als solches bekannt war. In den Wechseljahren ist der Beifuß hilfreich bei innerer Unruhe, Schlaflosigkeit und Kopfschmerzen. Die enthaltenen Phytohormone helfen, die Schwankungen des Östrogen- und Progesteronspiegels auszugleichen.

BRENNNESSEL
Die Brennnessel ist wie der Beifuß eine uralte Heilpflanze. Sie erreicht eine Höhe von bis zu 150 cm, ist ähnlich anspruchslos wie der Beifuß und findet sich auf allen Kontinenten. Neben ihren zahlreichen Heilwirkungen – z. B. bei rheumatischen Beschwerden, Harnwegsentzündungen oder entzündlichen Gelenkerkrankungen u. v. m. – enthält sie auch pflanzliche Hormone, die bei Wechseljahresbeschwerden hilfreich sind.

FRAUENMANTEL
Der Frauenmantel ist eines der bekanntesten Frauenheilkräuter und findet seit dem Mittelalter Verwendung. Die Pflanze wird bis zu 30 cm hoch, kommt in Europa, Nordamerika und Asien vor und siedelt sich gerne auf feuchten Wiesen und in lichten Wäldern an. Frauenmantel hilft bei Beschwerden rund um die Monatsblutung. Dies ist besonders zu Beginn der Wechseljahre wichtig, denn in

dieser Phase erleben viele Frauen, dass ihre Blutung unregelmäßig, stark oder auch schmerzhaft ist. Hier hat sich der Frauenmantel mit seinen entkrampfenden und regulierenden Eigenschaften bewährt.

GRANATAPFELKERNE

Der Granatapfel gilt als die älteste Heilfrucht in der Geschichte der Menschheit. Er besteht aus Schale, Fruchtfleisch, Früchten und Kernen. Während der Saft des Granatapfels durch seine antioxidative Wirkung ganz allgemein gut für Gesundheit und Wohlbefinden ist, hilft der Extrakt aus Granatapfelsamen bei Wechseljahresbeschwerden. Die darin enthaltenen Pflanzenhormone mildern Hitzewallungen und unterstützen einen gesunden Schlaf. Man sagt dem Extrakt übrigens auch eine prophylaktische Wirkung gegenüber Krebserkrankungen nach.

HIRTENTÄSCHEL

Das Hirtentäschel wird bis zu 40 cm hoch und hat einen aufrechten, einfachen oder verzweigten Stängel. In der Antike galten die Samen des Hirtentäschelkrauts als Heilmittel gegen viele Beschwerden. Sie wurden beispielsweise auch bei Ischias, Rheuma oder Gicht eingesetzt. Die bekannteste Heilwirkung ist ihre Funktion als blutstillendes Mittel, etwa bei übermäßig starken oder verlängerten Regelblutungen oder zur Blutungshemmung im Nachgang zu einer Geburt.

HOPFEN

Hopfen ist eine Kletterpflanze mit gezackten Blättern und grüngelben Zapfen, die an speziellen Rankgestellen bis zu sieben Meter hochranken kann. In der Heilkunde verwendet, zeichnet sich Hopfen besonders durch seine Wirksamkeit bei Hitzewallungen in den Wechseljahren aus. Durch das Zusammenspiel von östrogenartigen

Pflanzenhormonen mit beruhigenden ätherischen Ölen lindert er zudem Spannungszustände und innere Unruhe.

JOHANNISKRAUT
Bereits seit über zweitausend Jahren ist Johanniskraut als Heilpflanze im Einsatz. Zunächst um Gicht, Rheuma und Hexenschuss zu kurieren, ab dem späten Mittelalter dann auch zur Linderung von Angst und der Harmonisierung von Stimmungsschwankungen. Johanniskraut kann bis zu einem Meter hoch werden, verfügt über einen verzweigten Stängel und goldgelbe Blüten mit langen Staubblättern. Die Heilpflanze wird heute bei depressiven Verstimmungen, Angst und innerer Unruhe eingesetzt.

KAMILLE
Die Kamille gehört zu den beliebtesten und damit auch am häufigsten verwendeten Heilpflanzen in der Naturheilkunde. Durch ihre antibakteriellen, entzündungshemmenden und heilungsfördernden Eigenschaften kommt sie vielfältig zum Einsatz: bei Entzündungen von Haut und Schleimhaut, Halsschmerzen, Magen-Darm-Beschwerden und vielem mehr. Durch die in ihr enthaltenen Phytohormone vermag sie auch die von Hormonschwankungen verursachten Beschwerden in den Wechseljahren zu lindern.

LEINSAMEN
Als Leinsamen werden die Samen der Flachspflanze bezeichnet – einer der ältesten Nutzpflanzen, die zwischen 30 und 120 cm hoch werden kann. Je nach Sorte haben Leinsamen eine braune oder gelbe Schale und schmecken leicht nussartig. Sie enthalten etwa 40 Prozent Fett (Leinöl) und verfügen über einen besonders hohen Anteil an Omega-3-Fettsäuren, ebenso auch an Lignanen und anderen Phytohormonen, die sich im menschlichen Körper als Botenstoffe ähnlich verhalten wie Östrogene. Leinsamen ist hilfreich bei

Trockenheit der Schleimhäute (auch Scheidentrockenheit) und Schweißausbrüchen.

LÖWENZAHN
Der Löwenzahn ist eine alte Heil- und Küchenpflanze. Die Pflanze erreicht eine Höhe von 10 bis 30 cm und kommt ursprünglich aus dem westlichen Asien und aus Europa, ist heute jedoch auf der nördlichen Erdhalbkugel weit verbreitet. In der Naturmedizin wird der Löwenzahn durch die in der Pflanze enthaltenen Zell- und Bitterstoffe vor allem zur Förderung der Verdauung eingesetzt. Da im Löwenzahn jedoch auch Phytohormone enthalten sind, kann er von Hormonschwankungen verursachte Beschwerden lindern.

MELISSE
Die Melisse kommt ursprünglich aus dem östlichen Mittelmeerraum. Sie kann bis zu 30 Jahre alt und bis zu 90 cm hoch werden. Wenn man Melissenblätter zerreibt, verströmen sie einen intensiven Geruch, der an Zitronen erinnert. Melisse wirkt ausgleichend bei Stimmungsschwankungen, fördert Ausgeglichenheit und guten Schlaf.

MISTEL
Die Mistel gilt schon seit über anderthalb Jahrtausenden als magische Heilpflanze. Der Überlieferung nach wurden Misteln von Druiden mit goldenen Sicheln geerntet und durften nicht zu Boden fallen, weil sie sonst ihre besondere Wirkung verloren hätten. Misteln wachsen in kugeligen immergrünen Büschen auf verschiedenen Baumarten und gelten als Halbschmarotzer, weil sie zwar einerseits selbst Fotosynthese betreiben, andererseits aber das Wasser ihres Wirtsbaums nutzen. In Misteln sind Phytohormone enthalten, mit denen man die durch Hormonschwankungen auftretenden klassischen Beschwerden wie Hitzewallungen und damit verbundene Schlafstörungen lindern kann.

MÖNCHSPFEFFER

Der Mönchspfeffer ist eine ursprünglich im Mittelmeerraum und in Westasien beheimatete Heilpflanze und gilt schon seit der Antike als ein bewährtes Mittel bei Wechseljahresbeschwerden. Man sagt dem Mönchspfeffer nach, besonders bei typischen Begleiterscheinungen in der frühen Phase der Wechseljahre – wie unregelmäßige und zum Teil auch schmerzhafte Blutungen – Linderung zu verschaffen. Er hilft aber auch bei Hitzewallungen.

NACHTKERZE

Die Nachtkerze stammt ursprünglich aus Amerika, wird jedoch schon seit Jahrhunderten auch in Europa als Heilpflanze eingesetzt. Bei Beschwerden der Wechseljahre wird das Öl verwendet, das aus den Samen der Pflanze gewonnen wird. Das Nachtkerzenöl mit den darin enthaltenen essenziellen Fettsäuren wirkt positiv auf den Hormonhaushalt und vermag dadurch hormonell bedingte Beschwerden zu lindern. Wegen des Gehalts an essenziellen Fettsäuren ist Nachtkerzenöl auch zur allgemeinen Versorgung bei Alterserscheinungen und Schwächezuständen geeignet. Es aktiviert den Stoffwechsel und sorgt für allgemeines Wohlbefinden innerlich wie äußerlich.

PASSIONSBLUME

Die Heimat der Passionsblume ist Nordamerika. Ihre krampflösende und beruhigende Wirkung war schon den amerikanischen Ureinwohnern bekannt, die sie traditionell als Heilpflanze verwendeten. Das heutige Hauptanwendungsgebiet der Passionsblume ist die Behandlung von Spannungszuständen und innerer Unruhe. Da die Passionsblume krampf- und angstlösend wirkt, kann sie auch gut bei stressbedingten Gesundheitsbeschwerden eingesetzt werden.

ROTKLEE

Der Rotklee war in der Vergangenheit vor allem als Futterpflanze im Einsatz. Wegen seiner beruhigenden, ausgleichenden und allgemein den Organismus stärkenden Wirkung ist er in der Heilkunde schon seit Langem ein Begriff – und seit einigen Jahren auch als Heilpflanze gegen Beschwerden der Wechseljahre bekannt. Die Pflanze gilt in Mitteleuropa als wichtigste Lieferantin von Phytoöstrogenen. Typische Wechseljahresbeschwerden infolge des sinkenden Östrogenspiegels können so abgemildert werden. Zudem wird dem Rotklee eine positive Wirkung auf das Herz-Kreislauf-System, die Leber und die Knochenstruktur bescheinigt.

SALBEI

Der Salbei wird schon seit der Antike als Heilpflanze eingesetzt. Er stammt ursprünglich aus dem Mittelmeerraum, ist heute aber weltweit verbreitet. Der aromatisch riechende Halbstrauch, der bis zu 70 cm hoch werden kann, vereint in sich mit über 60 Inhaltsstoffen die heilsamen Wirkungen von Eukalyptus, Rosmarin, Teebaumöl, Thuja und Wermut. Vielen ist er vor allem durch seine antibakterielle Wirkung bekannt, ist jedoch auch ein erfolgreicher Schweißhemmer. Einerseits wirkt er adstringierend und verengt die Schweißdrüsen, andererseits reguliert er die Wärmesteuerung im Gehirn und ist somit gut gegen Hitzewallungen.

SCHAFGARBE

Die Schafgarbe ist eine alte mitteleuropäische Heilpflanze mit vielerlei Wirkungen. Ihren deutschen Namen verdankt sie der Tatsache, dass sie als Feld- und Wiesenpflanze gerne von weidenden Schafen verspeist wird. Unter anderem wirkt die Schafgarbe entzündungshemmend, blutstillend und krampflösend. Außerdem sind in ihr Phytohormone enthalten, die dafür bekannt sind, Hormonschwankungen regulieren zu können.

SOJA

Die Sojabohne ist ursprünglich in Asien zu Hause, aber seit dem 18. Jahrhundert auch in Europa und den USA verbreitet. Sie gehört zu den Hülsenfrüchten und ist eine der am weitest verbreiteten Nutzpflanzen überhaupt. Soja gilt als reiche Quelle für pflanzliches Eiweiß, enthält eine Reihe von B-Vitaminen sowie auch wertvolle Mineralstoffe und Spurenelemente. Dass für Frauen in Asien Wechseljahressymptome wie Hitzewallungen und Schlafstörungen kaum ein Thema sind, wurde lange auf den häufigen Verzehr von Sojaprodukten zurückgeführt. Seither sind hierzulande in vielen Nahrungsergänzungsmitteln, die für die Wechseljahre empfohlen werden, Soja-Isoflavone enthalten, von denen man sich versprach, dass sie aufgrund dieser Pflanzenstoffe, die Östrogen ähneln, eine entsprechende hormonartige Wirkung entfalten, so wie es auch dem Rotklee zugeschrieben wird. Studien zeigen hier jedoch keine eindeutigen Ergebnisse. Die einen resümieren, dass Soja-Isoflavone positive Erffekte haben mögen, Wechseljahresbeschwerden jedoch nicht verhindern. Andere kommen zum Schluss, eine deutlich lindernde Wirkung bei Hitzewallungen und Schweißausbrüchen nachweisen zu können.

THYMIAN

Diese Heil- und Gewürzpflanze, die bis zu 40 cm hoch werden kann, wird schon seit Jahrhunderten sowohl in der Küche als auch in der Heilkunde verwendet. In Thymian sind Phytohormone enthalten, die bei Krämpfen im Unterleib lindernd wirken und auch unregelmäßige und starke Blutungen regulieren helfen. Ebenso hat Thymian bei regelmäßiger Einnahme (beispielsweise als Tee) eine beruhigende und das Gemüt besänftigende Wirkung.

TRAUBENSILBERKERZE

Die Traubensilberkerze ist eine kräftige, bis zwei Meter hohe mehrjährige Heilpflanze, die ursprünglich in Nordamerika und Kanada heimisch ist. Sie wurde bereits von den indigenen Völkern auf vielfältige Weise genutzt, u.a. zur Erleichterung von Geburten und gegen Schlangenbisse. Sie wächst in Wäldern, an Waldrändern und auf Lichtungen. Heute wird die Pflanze auch in Europa kultiviert. Im Wurzelstock und in den Wurzeln der Pflanze sind Phytopharmaka enthalten, denen nachgesagt wird, die körpereigene Östrogen- und zum Teil auch die Progesteronproduktion zu fördern. Die Traubensilberkerze kommt daher bei der Linderung von Hitzewallungen, Schweißausbrüchen und Schlafstörungen zum Einsatz. Durch ihre krampflösende und schmerzstillende Wirkung vermag sie auch gut bei Kopfschmerzen und Migräne zu helfen.

YAMSWURZEL
Bei der Yamswurzel (Wilder Yams) handelt es sich um eine Heilpflanze aus subtropischen und tropischen Gebieten, die besonders reich an natürlichem Progesteron ist und bei Beschwerden der Wechseljahre lindernde Wirkung haben soll. Ob dies tatsächlich der Fall ist, konnte – ebenso wie bei anderen phytoöstrogenhaltigen Pflanzen – bislang noch nicht schlüssig nachgewiesen werden. Die Yamswurzel ist reich an Diosgenin, Saponin, Vitaminen, Eisen, Kupfer, Mangan, Oxalat, Proteinen, Schwefel und Zink. Sie hat eine harmonisierende und regulierende Wirkung auf den Organismus, wirkt entspannend, entzündungshemmend, krampflösend und schmerzlindernd.

ZINNKRAUT
Diese Heilpflanze verdankt ihren Namen dem Umstand, dass sie früher zum Putzen von Zinngefäßen verwendet wurde, und ist schon seit der Antike bekannt. Andere Namen sind Schachtelhalm oder auch Ackerschachtelhalm. Wesentliche Wirkstoffe des Zinnkrauts sind Flavonoide und Kieselsäure, die das Bindegewebe, die Knochen und die Schleimhäute stärken und den Hautstoffwechsel anregen,

was dann wiederum die Elastizität der Haut erhöht und straffer wirken lässt.

ACHTUNG:
Die im »Kleinen Phyto-Abc« enthaltenen Informationen und Hinweise sind nicht als direkter medizinischer Rat zu verstehen. Bevor Sie entsprechende Arzneimittel – seien es Tees, Kapseln oder Pulver – einsetzen, sollten Sie medizinischen Rat einholen. Und in dem Fall, dass Sie sich dafür entscheiden, ist sorgfältig darauf zu achten, ob Sie nach zwei oder drei Wochen den Eindruck haben, dass eine Linderung eintritt. Andernfalls war dies nicht das Richtige für Sie. Auch kann eine gesunde Lebensweise mit ausgewogener Ernährung, viel Bewegung und Entspannung dazu führen, sich wieder wohler in der eigenen Haut zu fühlen (mehr dazu S. 204 ff.). Wer seinen Lebensstil ändert, erreicht damit oft mehr als mit Medikamenten.

Wechseljahre werden sehr unterschiedlich erlebt

Jede Kultur hat ihre speziellen Vorstellungen und Regeln für den Umgang mit den Wechseljahren. Solange »Forever Young« in den Köpfen herumspukt und Frauen diktiert wird, doch gefälligst so zu bleiben, wie sie sind, und solange in puncto Attraktivität idealisierte körperliche Merkmale im Vordergrund stehen, so lange dürfte das Altern auch weiterhin einseitig mit Verfall gleichgesetzt werden. Dies nimmt natürlich auch einen negativen Einfluss auf die Selbstwahrnehmung.

Wer hingegen ein stabiles Selbstvertrauen und eine positive Einstellung zum eigenen Körper hat, verarbeitet die Begleiterscheinungen der Wechseljahre leichter. Auch wenn Beschwerden auftreten, fällt es so einfacher, dies zu akzeptieren – eben auch in dem Bewusstsein, dass die Phänomene einfach kommen und gehen. Spielen weitere Faktoren wie die Familie, gute Freundschaftsbeziehungen, Beruf und (Weiter-)Bildung, Hobbys und Engagement ebenfalls wichtige Rollen im Leben, so verliert das Diktat der ewigen Jugend umso mehr an Bedeutung.

Aus verschiedenen Untersuchungen geht hervor, dass eine höhere berufliche Qualifikation und eine befriedigende Erwerbstätigkeit das physische und psychische Befinden von Frauen in den Wechseljahren positiv beeinflussen. Mit beruflicher Zufriedenheit und guten sozialen Beziehungen wird es wahrscheinlicher, die Phase der Hormonumstellung relativ beschwerdefrei zu durchleben. Frauen mit niedriger Qualifikation, hohen beruflichen Belastungen, familiären Spannungen und einem Mangel an guten Freunden geben mehr Beschwerden an und fühlen sich natürlich auch viel häufiger gestresst. Auch wer nicht im Beruf steht und wer in einer unglücklichen Beziehung lebt, führt oft ausgeprägtere Symptome an.

Neben den körperlichen Umstellungsprozessen spielt also auch die Psyche gehörig mit. So haben mehrere Studien belegt, dass Frauen, die bereits vor Beginn der Wechseljahre Angst vor Beschwerden und dem Älterwerden hatten, später viel öfter an Hitzewallungen, Schlafstörungen, Trockenheit der Schleimhäute oder anderen vegetativen Störungen litten. So gelten als Einflussfaktoren auf das Erleben der Wechseljahre eben auch der soziale Status und die sozialen Beziehungen, gute oder weniger gute Bildung, die berufliche Situation, der Grad der Selbstakzeptanz und letztlich die allgemeine Lebenszufriedenheit.

Auch Mona, Karen und Hanne haben sehr unterschiedlche Erfahrungen mit den körperlichen Veränderungen in den »heißen Jahren« gemacht bzw. sind gerade mittendrin.

Hanne machen die heftigen Hitzewallungen vor allem nachts sehr zu schaffen. Sie erlebt es als besonders belastend, von einer Wallung wie von einer Welle aus dem Schlaf gerissen zu werden und dann, kaum richtig wach, schon patschnass geschwitzt zu sein. Ihre Schlafanzüge hat sie schon nach Einsetzen der Wechseljahre schnell durch dünne Nachthemden ersetzt. Davon liegen jetzt immer mehrere am Fußende des Bettes, damit Hanne sich im Fall der Fälle rasch umziehen kann.

Mona merkt kaum etwas von der »fliegenden Hitze«. Ihr ist nur ab und zu etwas warm, was auch schnell wieder abflaut. Sie schwitzt nur sehr selten. Vielmehr wünscht sie sich, wieder gut schlafen zu können. Zu Beginn der Wechseljahre hatte sie es mit Einschlafstörungen zu tun, jetzt sind es eher die Durchschlafstörungen, die ihr zu schaffen machen. Seitdem sie immer ein Buch neben dem Kopfkissen liegen hat und sich mit Lesen die Zeit vertreibt, statt nur wach zu liegen und über alle möglichen Dinge nachzugrübeln, ist es etwas besser geworden. Tagsüber erlebt sie ihre Arbeit im Gegensatz zu früheren Zeiten oft als mühsam und hat dann das Bedürfnis, einfach irgendwohin zu flüchten, wo niemand etwas von ihr will und sie ganze Tage einfach nur verschlafen könnte. Auch macht ihr zu schaffen, dass ihr so oft zum Heulen zumute ist, ohne dass etwas Gravierendes vorgefallen ist. Es verunsichert sie, sich selbst so zu erleben, und sie denkt oft daran, wie einfach doch alles sein könnte, wenn man sich nicht mit solchen Phänomenen auseinanderzusetzen bräuchte.

Karen brauchte einige Zeit, um sich damit zu arrangieren, viel früher als ihre Freundinnen mit den Wechseljahren zu tun zu haben. Zunächst wollte sie das gar nicht glauben, doch dann fing sie an, sich ausgiebig damit zu beschäftigen, las Bücher und Zeitschriften, surfte im Internet. Es verunsicherte sie etwas, dabei auf *viel Widersprüchliches zu stoßen. Sie fragte sich, was da nun wohl wirklich auf sie zukommen würde. Dass die Wechseljahre tatsächlich eingesetzt hatten, bemerkte sie vor allem an den unregelmäßigen Abständen zwischen den Blutungen und daran, dass diese länger andauern und intensiver geworden sind. Auch die häufiger mal auftauchenden Kopfschmerzen interpretiert sie als Indiz, ebenso eine wachsende Ungeduld da, wo sie früher eher gelassen reagiert hat. Sie fühlt sich öfter mal überfordert und unterfordert zugleich, vor allem auch im Umgang mit ihren beiden Töchtern, und fragt sich, wie es wohl weitergehen wird, wenn die hormonelle Umstellung erst richtig in Gang gekommen ist.*

Wenn die Periode Geschichte ist ... wer bin ich dann?

Dass unsere Körperfunktionen Psyche und Selbstverständnis beeinflussen, weiß heute schon fast jedes Kind. Umso mehr gilt das für die Monatsblutung, für die erste Blutung ebenso wie für die letzte. Jede von uns muss sich nach drei bis vier fertilen Jahrzehnten damit arrangieren, dass sie – auf natürlichem Weg – keine Kinder mehr gebären kann. Auf die Zeugungsfähigkeit von Männern trifft dies so nicht zu. Wie ein amerikanisches Forscherteam in einer Studie herausfand, ist die Wahrscheinlichkeit einer Vaterschaft für die über 50-jährigen Männer nicht geringer als für die jüngeren.

Das Ende der fruchtbaren Phase im Leben einer Frau bedeutet nicht das Ende der Weiblichkeit. Frau sein ist nicht gleichbedeutend mit Mutterschaft oder damit, Mutter sein zu *können*. Eine von vier Frauen mit Ende 40 ist heute kinderlos. Die Gründe dafür sind vielfältig, sei es, dass eine Schwangerschaft aus medizinischen Gründen nicht zustande kommen konnte, sei es, dass sich eine Frau im Zuge der persönlichen Lebensplanung bewusst dagegen entschieden hat.

Für Frauen mit einem bisher unerfüllten Kinderwunsch fällt mit dem Ende der Wechseljahre eine Tür endgültig ins Schloss. Es bedeutet das Aus für den Traum vom eigenen Kind. Für diejenigen, die sich für das Leben ohne Kind entschieden hatten, hat dies meist ein erleichtertes Aufatmen zur Folge, weil frau sich nicht mehr um Verhütung zu kümmern braucht. Das Ende der Periode verändert das Selbstverständnis – so oder so.

Die Wechseljahre machen uns das Älterwerden stärker bewusst. Nehmen wir angesichts der verrinnenden Zeit eine abwehrende oder passiv-resignierende Haltung ein, dann kann uns diese Zeit körperlich wie auch seelisch zu schaffen machen. Sehen wir die Wechseljahre dagegen als Zeit des Umbruchs und als Chance für neue Entscheidungen, dann sind wir ganz anders drauf: neugierig, experimentierfreudig, draufgängerisch. Die heißen Jahre werden so zur Aufforderung, eigene Vorstellungen, Gewohnheiten und Ziele zu überdenken. Nun wird Vertrautes hinterfragt. Gewohntes scheint irgendwie nicht mehr zu passen, noch ohne dass sich eine Alternative dazu zeigt. Diesen Zwiespalt auszuhalten und dann neue Möglichkeiten für sich selbst zu finden kostet Kraft, erfordert Geduld und wirft viele Fragen auf. Dass da die Stimmung auch mal mehr als gewohnt rauf- und runtergeht, ist völlig natürlich – und vielleicht auch ein Signal dafür, dass sich etwas ändern muss, damit Sie Ihr inneres Gleichgewicht neu ausbalancieren können.

Das Frauenbild früher ...

Unsere Mütter, Großmütter und Urgroßmütter waren nahezu ausschließlich auf die Rolle der Ehefrau, Hausfrau und Mutter fixiert. Ihre Rechte waren wesentlich eingeschränkter als heute. Die Frauengeneration, die sich heute in den Wechseljahren befindet, ist vielfach geprägt von den Erfolgen der Frauenbewegung in den 1970er-Jahren, der wir alle viel zu verdanken haben. Wir haben heute ungleich mehr Selbstvertrauen und sind rechtlich in allen Bereichen den Männern gleichgestellt, denn infolge des feministischen Engagements kam es zu wichtigen gesellschaftlichen Entwicklungen zugunsten von Frauen:

– Reformen des Ehe- und des Scheidungsrechts,
– Reform des Abtreibungsrechts,
– Anrechnung von Kindererziehungszeiten auf die Rente,
– Ahndung von Vergewaltigung in der Ehe als Straftat usw.

... und heute?

Die Rahmenbedingungen haben sich in vielerlei Hinsicht geändert. Ein uneheliches Kind ist keine Schande mehr. Wir können Single bleiben, mit einem Partner oder einer Partnerin zusammenleben, heiraten oder nicht, Ausbildung und Beruf, Kinder oder Kinderlosigkeit wählen. Dementsprechend sind Selbstvertrauen und Handlungsspielräume gewachsen, und so sind die meisten Frauen in den mittleren Jahren heute viel breiter aufgestellt als ihre Mütter und Großmütter. Sie definieren sich nicht mehr über die Erfüllung der klassischen Frauenrolle und auch nicht mehr überwiegend über Schönheitsideale, als weiblich geltende Verhaltensweisen und ähnliche Klischees. Stattdessen spielen Bildung, Beruf, Freiheit, Freundschaften und Sinnfindung eine weit größere Rolle in Bezug auf das Selbstverständnis als früher. Und je nachdem, wie eine Frau zwischen ihren Zwanziger- und Vierzigerjahren gelebt hat – im Versuch, Beruf und Familie zu vereinbaren, in traditioneller Orientierung auf die Mutter- und Hausfrauenrolle oder als jemand, die ihren Kinderwunsch nicht erfüllen konnte bzw. die sich bewusst für ein Leben ohne Kinder entschieden hat –, wird sie die Phase nach Eintritt der Wechseljahre als Verlust, als Befreiung oder auch als Gewinn empfinden.

Gerade wenn bislang die Mutterrolle vorrangig war, ist nun, wenn die Kinder dabei sind, sich nach Ausbildung oder Studium auf eigene Beine zu stellen, oft weniger ein Verlustgefühl da (das auch!) als vielmehr Erleichterung. Wie in neueren Studien gezeigt werden konnte, überwiegt bei den meisten die Freude über neu entstehende Freiräume. Weitere Untersuchungen zeigen auf, dass sich der Einstieg in die nachelterliche Lebensphase häufig auch positiv auf die Partnerschaft auswirkt. Frau und Mann verstehen sich nicht mehr in erster Linie als Eltern, sondern wieder als Paar. Daher stehen die meisten Frauen den Wechseljahren heute keineswegs negativ, sondern neutral bis positiv gegenüber. Und zweifellos erleichtert es eine positive, optimistische Einstellung, die Hormonwandlungen in der Lebensmitte gut zu bewältigen. Vom Selbstverständnis her sehen viel weniger Frauen als noch in früheren Zeiten ihr Frausein direkt an die Gebärfähigkeit gekoppelt.

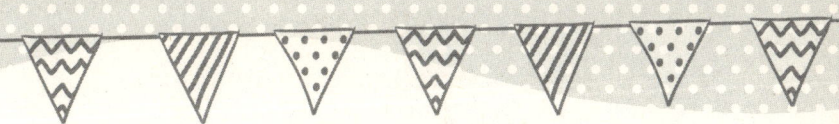

SCHRITT 2

Im Schatz der Lebenserfahrung die Perlen entdecken

Längst ist die Anzahl der gelebten Jahre nicht mehr der dominierende Maßstab für alt oder noch nicht alt sein. Viele Frauen fühlen sich nicht nur wesentlich jünger, als sie es den Jahren nach sind, sie sehen auch jünger aus und gewinnen oft jenseits der Lebensmitte an Lebensfreude und Schaffenskraft. Mögen die fruchtbaren Jahre tatsächlich zu Ende sein, so sind die Wechseljahre in vielerlei Hinsicht alles andere als ein Schlusspunkt. Sie stellen vielmehr – ähnlich wie die Pubertät – das Tor zu neuen Erfahrungen dar.

Gerade weil sich die mögliche Lebensspanne in den letzen Jahrzehnten deutlich ausgeweitet hat und Frauen in der Lebensmitte heute ihr Leben viel selbstständiger und unabhängiger gestalten können als ihre Mütter und Großmütter, ist es möglich, vieles von dem zu verwirklichen, was ihnen wichtig ist und wofür bislang keine zeitlichen und organisatorischen Ressourcen zur Verfügung standen.

»I am what I am!« – der Persönlichkeit auf der Spur

Noch um 1900 lag die Lebenserwartung von neugeborenen Mädchen bei 52,5 Jahren. Heute liegt hierzulande die durchschnittliche Lebenserwartung von Frauen bei 82,7 Jahren, und die Lebenszeit ist sogar noch weiter im Steigen begriffen. Mädchen, die 2016 zur Welt gekommen sind, werden im Durchschnitt 83,1 Jahre alt.

Der Zuwachs an Jahren ist eine Herausforderung, die viele Chancen bietet. Genau das steckt letztlich auch im Begriff »Klimakterium«. Abgeleitet vom griechischen Wort »Klimax« besagt er so viel wie »Kritischer Punkt im menschlichen Leben« oder auch »Übergang zu Wichtigerem«. Das gibt doch zu denken, oder? Wichtig: Ein möglicher Neuanfang ist eine Chance und kein

Zwang. Weshalb sich neu orientieren, wenn man mit sich selbst zufrieden ist; wenn man die Art und Weise, wie man sein Leben eingerichtet hat, gut findet? Da besteht kein Handlungsbedarf, ganz egal, was die Umgebung dazu zu sagen hat oder was gerade »in« sein könnte. Doch wer den Drang verspürt, neue Erfahrungen zu machen, alte Vorlieben auszugraben oder seine Zeit anders als bisher zu verbringen, der findet hier Denkanstöße und Tipps.

Sinn und Nutzen persönlicher Lebenserfahrung erkennen

Heutzutage können wir uns absolut nicht über einen Mangel an Know-how bezüglich der Wechseljahre, des Älterwerdens, der Gestaltung des Alltags, über Werte, Ziele und Wege beklagen – ganz im Gegenteil. Unser Problem ist nicht, zu wenig zu wissen, sondern vielmehr uns im unüberschaubaren Wust der Informationen zu orientieren, dabei die Spreu vom Weizen zu trennen und einen eigenen Weg zu finden. Einen Weg, der nicht nur hilft, die physischen Umstellungsprozesse gut zu bewältigen, sondern auch den Herausforderungen der Lebensmitte kreativ zu begegnen, um letztlich zu einem dicken Plus an Lebenszufriedenheit zu kommen. In der Lebensmitte auf das bisherige Leben zurückzuschauen hilft dabei, den jetzigen »Standpunkt« besser zu verstehen. Der Blick zurück kann ein Gefühl von Befriedigung vermitteln, kann aber auch Selbstzweifel auslösen.

Natürlich können sich Lebensläufe stark voneinander unterscheiden: Eine Frau hat beispielsweise mit 30 schon Familie und Erfolg im Job, eine andere wird erst mit 40 Mutter oder startet mit 45 in die Selbstständigkeit. Viele Frauen sind in der Lebensmitte auch unzufrieden mit sich selbst und mit ihrem bisherigen

Lebensweg. Die Lebensmitte ist eine gute Gelegenheit, sich über das eigene Leben Gedanken zu machen, ein Resümee zu ziehen, den jetzigen Lebensstil und alltägliche Abläufe genauer zu betrachten.

Wenn wesentliche Wünsche und Pläne bislang nicht verwirklicht werden konnten, rückt unweigerlich ins Bewusstsein, dass wir nicht mehr alle Zeit der Welt haben, um das, was uns am Herzen liegt, doch noch zu verwirklichen. Bitter sein kann es, wenn wir angesichts der Rückschau damit zurechtkommen müssen, dass sich Entscheidungen im Nachhinein als Irrwege erwiesen haben, vor allem dann, wenn die Konsequenzen daraus immer noch das Leben prägen.

***Mona** hat vor etwa zwanzig Jahren eine Bürgschaft für einen guten Freund übernommen, der sich selbstständig machen wollte. Als das Projekt scheiterte, verschwand er sang- und klanglos von der Bildfläche. Man vermutet, er habe sich irgendwohin ins Ausland abgesetzt. Die Gläubiger hielten sich an diejenige, die für ihn gebürgt hatte, und Mona zahlte über 18 Jahre lang die hinterlassenen Schulden ab. Wenn sie daran denkt, was sie sich mit diesem Geld alles hätte leisten können, hat sie bittere Gefühle.*

***Karen** ist sich heute nicht mehr sicher, ob ihre Entscheidung, ihre Berufstätigkeit zugunsten der Familienarbeit aufzugeben, gut und richtig war. Damals war sie erleichtert, aufhören zu können. Sie hatte erkannt, dass ihr Beruf sie nicht erfüllte, sondern sie die Arbeit in der Praxis immer stärker als Tretmühle empfand. Dahin möchte sie auch heute nicht zurück. Doch ausschließlich zu Hause zu sein widerstrebt ihr auch immer mehr, da fällt ihr oft regelrecht die Decke auf den Kopf. Sie ist unzufrieden, weiß aber nicht, was eine echte Alternative für sie sein könnte.*

Hanne denkt an ihre Ehe zurück und steht trotz harter Jahre auch heute noch zu ihrem Entschluss, damals die Scheidung eingereicht zu haben. Das ist jetzt zwölf Jahre her. Sie hatte lange immer wieder pro und kontra abgewogen. Ihr heutiger Ex-Ehemann war spielsüchtig und schaffte es nicht, dauerhaft von dieser Sucht wegzukommen. Zudem war er zu stolz, sich Hilfe zu suchen, etwa in einer Selbsthilfegruppe. Hanne hoffte immer wieder, dass es doch noch ein gutes Ende nehmen könnte. Ihr machte die Vorstellung Angst, alleinerziehend mit drei Kindern dazustehen. Aber die Aussicht, dass die Existenzängste und die endlosen Streitereien wegen der Spielsucht so weitergehen würden und die Familie dann womöglich in der Obdachlosigkeit enden könnte, schreckte sie noch mehr. Das war keine Alternative. Wenn Hanne heute zurückblickt, findet sie, dass sie die Jahre danach sehr geprägt haben. Sie wollte es damals unbedingt schaffen – und hat es geschafft. Hanne hat sich ihre eigene Existenz aufgebaut und drei Kinder erzogen. Sie findet, dass dies ihr Selbstvertrauen enorm gestärkt hat und sie heute viel mutiger ist als früher.

Wenn Sie auf Schönes wie auf Schweres zurückblicken und ähnlich wie Hanne sagen können: »Letztlich war es gut so. Mit allem Drum und Dran und trotz diesem und jenem, was passiert ist«, dann akzeptieren und bejahen Sie Ihre persönliche Entwicklung. Das bedeutet, Sie freuen sich über das Gelungene. Und Sie sind auch versöhnt mit dem, was nicht so gut lief, und den Fehlern, die Ihnen auf Ihrem Weg unterlaufen sind. Mit einer versöhnten Haltung sich selbst gegenüber schaffen Sie gute Voraussetzungen für die Gestaltung von Gegenwart und Zukunft. Sie übernehmen die Verantwortung für sich selbst und das, was Sie in der Vergangenheit entschieden und getan haben. Wer keine Scheu davor hat, sich mit unangenehmen Erfahrungen und Erkenntnissen auseinanderzusetzen, wer nach Lösungen sucht, sich mit anderen austauscht und trotz mancher Durststrecke zuversichtlich bleibt, ist zufriedener als jemand, der mit dem Schicksal hadert und sich als Opfer anderer Menschen ansieht.

Vom Säen und Ernten

Ihre Persönlichkeit wird geprägt von dem, was in Ihren Lebensjahren steckt: von Ihrer ganz persönlichen Geschichte und der Art, wie Sie auf gelebtes Leben zurückschauen, wie Sie Erlebtes einordnen und bewerten. Man kann auch sagen, jeder Tag sei wie ein Faden im Teppich Ihres Lebens – keine Erfahrung ist vergebens oder verkehrt gewesen, sondern sie gehörte dazu. Jeder Faden ist wichtig. Wie Teppiche ganz unterschiedliche Farben und Muster haben, so bilden auch im Leben die Farben Ihres Leitmotivs und Ihrer Werte und Überzeugungen zusammen mit den Mustern Ihrer Handlungen ein ganzes (Lebens-)Werk. Die vielen Erfahrungen, die Sie gemacht haben, sind darin enthalten, all das, was Sie gedacht, gefühlt und getan haben. Es gab glückliche und unglückliche Zeiten, Spannendes und Langweiliges, Erfolge und Fehlschläge, Momente, die unglaublich intensiv waren, und solche, in denen Sie sich eher wie eine Statistin in Ihrem eigenen Dasein fühlten.

Natürlich wurden Ihr Denken, Fühlen und Handeln auch stark von Ihrem jeweiligen Umfeld beeinflusst, Ihrem Elternhaus, Ihren Freunden, Cliquen, Beziehungen, Partnerschaften. Lernen, Arbeit, Wohnen, Alltag – Sie haben gelacht, geliebt, gelitten. Und das alles eingebunden in die jeweilige »Großwetterlage«: Gesellschaft, politische Bewegungen, Kultur, Wissenschaft und Technik, Wirtschaft, Trends und Leitbilder, die allgemeinen Lebensverhältnisse. Beispiel: Der Fall der Mauer, ein Welt-Ereignis, hatte tief greifende Auswirkungen auf viele gesellschaftliche Bereiche – bis hinein in die persönliche Biografie.

In der Lebensmitte werden konkrete Ergebnisse des eingeschlagenen Lebensweges sichtbar. Wenn ich Weizen säe, kann ich nur Weizen ernten und nichts anderes. Wenn ich Missmut, Neid oder Unzufriedenheit säe, wie kann ich dann erwarten, Liebe oder Glück zu ernten? Wenn ich Freude, Zuversicht und Liebe säe, wie sieht die Ernte dann aus? Sie »ernten« jetzt vieles, was Sie Jahrzehnte zuvor »gesät« haben. Sie haben eine ganz individuelle Lebensanschauung und Lebensweise entwickelt und haben im Laufe Ihres Lebens verschiedene Kompetenzen erworben und ein persönliches Kontaktnetz aufgebaut. Da nun weniger Lebenszeit bleibt, erinnern sich viele an ihre früheren Lebensentwürfe und stellen eine Bilanz auf, in der gegenübersteht, was sie einst wollten und was davon sie wirklich umgesetzt haben. Manche grämen sich, dass ihnen nun nicht mehr alle Möglichkeiten offenstehen, dass einige Türen zugefallen sind. Wer jetzt noch nicht Jura studiert hat, wird wahrscheinlich kein Richter mehr, und wer jetzt nicht Mutter ist, wird vermutlich nie ein Kind haben. Umgekehrt findet diejenige, die Richterin und Mutter geworden ist, in diesem Leben vielleicht doch nicht die Erfüllung, die sie sich ausgemalt hatte.

Wenn wir uns ein Bild der zurückliegenden Jahre machen, erkennen wir Gelungenes ebenso wie Unerledigtes und immer wieder Aufgeschobenes. Wir sehen Siege, Erfolge und persönliche Meilensteine in unserem Werdegang, aber wir erkennen auch ungelebte Träume und unverwirklichte Ideen. Voraussetzung dafür ist, den eigenen Lebensweg zu prüfen.

Haben Sie sich bislang gefragt, was Sie im Leben erreichen wollen und welche Ziele für Sie wichtig sind, so stellen Sie sich nun einmal einige grundsätzlichere Fragen wie die nachfolgenden.

AUF DEM WEG ZU MEINEM
NEUEN SELBSTVERSTÄNDNIS

- Was macht mich aus?
- Wer bin ich geworden?
- Wie bin ich geworden?
- Worauf kommt es mir genau an?
- Wie geht es mir an einem durchschnittlichen »alltäglichen« Tag?
- Lebe ich das, was mir wichtig ist – oder lebe ich entgegen dem, was ich eigentlich gut und richtig finde?
- Verspüre ich öfter mal ein diffuses Gefühl der Unzufriedenheit mit der Art, wie ich mein Leben eingerichtet habe?
- Was wünsche ich mir schon lange?
- Wovon hätte ich gerne mehr?
- Wovon hätte ich gerne weniger?
- Bin ich zufrieden mit dem, was ich erreicht habe, oder habe ich den Eindruck, bisher am »Eigentlichen« vorbeigelebt zu haben?

Lassen Sie sich Zeit, wenn Sie diese Fragen für sich selbst beantworten. Legen Sie ruhig Stift und Papier zur Seite bzw. schließen Sie die entsprechende Datei und lassen Sie einige Stunden oder auch Tage verstreichen. Meist wirken Denkprozesse, die mit Gefühlen verknüpft sind, im Unbewussten weiter. So kann es dann gut sein, dass Ihnen dann, wenn Sie sich wieder mit den Fragen beschäftigen, neue Erinnerungen und Geistesblitze in den Sinn kommen. Meist sind es Anstöße von außen, die zum Ausgangspunkt dafür werden, grundsätzliche Überlegungen anzustellen.

Gerade in die Zeit der Wechseljahre fällt oft eine Reihe bedeutsamer Ereignisse. Es werden veränderte Anforderungen von außen an uns herangetragen, und wir sind gefordert, uns neue Herangehensweisen zu überlegen. So schlagen wir häufig auch deswegen neue Wege ein, weil wir uns dazu genötigt sehen. Neue Entwicklungen in Beruf und Karriere, vielleicht aber auch Karriereende oder Arbeitslosigkeit können solche Impulse sein, vielleicht auch der Auszug erwachsener Kinder, oder die Kinder bekommen nun ihrerseits Kinder. Möglicherweise brauchen die eigenen Eltern zum ersten Mal Unterstützung, vielleicht haben auch Ihr Partner und Sie sich einander entfremdet usw.

Veränderungen können mit großen Anstrengungen verbunden sein. Nun ist die Problemlösekunst gefragt. Dabei machen Frauen nicht nur positive Erfahrungen, wie z. B. sich über gewonnene Kompetenzerweiterungen zu freuen, sondern sie lernen die sich verändernden arbeitsmarktpolitischen Entwicklungen oft auch von ihrer negativen Seite kennen. Manche Frauen in der Lebensmitte fürchten, arbeitslos zu werden und dann keinen Job mehr zu finden, andere fühlen sich nicht mehr gebraucht oder nicht mehr »auf der Höhe der Zeit«. Sich neu zu orientieren erfordert Mut und Energie.

Positiv betrachtet, lenkt der Einstieg in die Wechseljahre unsere Aufmerksamkeit auf uns selbst. Wollen wir weiterhin gesund, fit und powervoll bleiben, tun wir gut daran, mehr auf uns selbst zu achten und uns mehr um unser Wohlbefinden zu kümmern. In der Lebensmitte ist es nicht mehr so gut möglich, die Tatsache von der Endlichkeit des Lebens zu verdrängen. Dementsprechend tauchen jetzt »wie von selbst« Fragen und Überlegungen auf, welche Dinge denn wirklich wichtig sind für ein gesundes und glückliches Leben. Wir fragen, wie die persönlichen Prioritäten nicht nur für die nächsten Jahre, sondern auch aus einer langfristigen Perspektive heraus aussehen könnten.

Die eigenen Lebensthemen verstehen

Viele Lebensverlaufsforscher gehen davon aus, dass sich den verschiedenen Phasen unseres Lebens bestimmte Entwicklungsaufgaben zuordnen lassen. Übergangsphasen wie Pubertät und Wechseljahre sind in diesem Sinne besonders »heiße Jahre« – innerlich bewegt und stürmisch und dabei oft auch von Spannung, Angst und Selbstzweifeln durchdrungen. Vielleicht feiern gerade jetzt auch alte, wohlbekannte Konflikte ein (für Sie nicht so fröhliches) Comeback.

Die neue Lebensphase mit ihren spezifischen Anforderungen vor sich zu sehen und dann auch noch mit unbewältigten alten Problemen konfrontiert zu werden, das kann schon heftig sein. Da machen sich leicht auch Unzufriedenheit und Ärger breit. Vielleicht wissen Sie, ähnlich wie Karen, schon sehr genau, was Sie nicht mehr wollen, doch was künftig für Sie im Vordergrund stehen soll, ist noch völlig unklar. Im Spiegel blickt Ihnen eine reife Frau entgegen, und Sie reiben sich die Augen: Wohin ist eigentlich die junge Erwachsene entschwunden?

In den Wechseljahren geht es nicht nur darum, sich mit den körperlichen Veränderungen anzufreunden, sondern es gilt auch, Abschied zu nehmen von manchen Vorstellungen, Ideen und Plänen. Doch wo geht die Reise dann hin? Manche Frauen blicken eher bang in die Zukunft, andere hingegen freuen sich sehr auf die nun vor ihnen liegende Zeit. Sie begreifen sie als eine Chance, von hier aus die Weichen für ein erfülltes und glückliches Leben stellen zu können.

Veränderungen lassen sich am besten einleiten, wenn wir uns nicht nur auf die Vorstellung von Richtung und Ziel konzentrieren, sondern uns zunächst einmal die vielfältigen Aspekte der aktuellen

Situation bewusst machen. Wie bei der vorangegangenen Übung wird bei der persönlichen Standortbestimmung – nun etwas ausführlicher – das eigene Selbstverständnis näher beleuchtet. Nehmen Sie sich dafür so viel Zeit, wie Sie brauchen, um Antworten auf die nachfolgenden Fragen zu finden.

Meine persönliche Standortbestimmung

EIN INTERVIEW MIT AHA-ERLEBNISSEN

- Wie würden Sie sich selbst für jemanden beschreiben, der Sie nicht kennt?
- Worauf sind Sie in Ihrem Leben besonders stolz – und warum?
- Wo haben Sie nach Ihrer eigenen Einschätzung »so richtig danebengegriffen«?
- Wie wohl fühlen Sie sich an Ihrem Platz? Fühlen Sie sich in der für Sie richtigen Weise gefordert? Oder vielleicht überfordert bzw. unterfordert?
- Welche verschiedenen Rollen haben Sie im Moment in Ihrem Leben inne? Welche mögen Sie, welche nicht so sehr?
- Wie bewerten Sie Ihre finanzielle Situation?
- Wohnen Sie gerne dort, wo Sie wohnen?
- Welche Menschen lieben, mögen, schätzen Sie?
- Was genau macht diese Personen so sympathisch für Sie?
- Wer gehört zu Ihrem Freundeskreis? Bitte Namen aufschreiben.
- Was erwarten Sie von diesen Beziehungen? Was nicht?
- Was sind Sie bereit, für diese Beziehungen zu tun? Und was nicht?

- Von wem halten Sie sich lieber fern und aus welchen Gründen?
- Wenn eine gute Fee vorbeikäme und sagte, Sie hätten drei Wünsche frei – was antworten Sie ihr?
- Was wollten Sie, als Sie 15 waren?
- Welche »Baustellen« (= ungelöste Konflikte) gibt es in Ihrem Leben?
- Worüber freuen Sie sich?
- Was ist Ihnen wichtig in Bezug auf Ihre Gesundheit?
- Was sind für Sie kleine Lichtblicke im Alltag?
- Was geht Ihnen leicht von der Hand?
- Was können Sie besonders gut?
- Wofür werden Sie von anderen gelobt, bewundert, wertgeschätzt etc.?
- Wie würden Sie Ihre besonderen Stärken beschreiben?
- Was betrachten Sie als Ihre Schwächen?
- Zu welchen Themen oder Problemstellungen werden Sie um Rat gefragt?
- Was macht Ihnen Angst?
- Was ärgert Sie?
- Was mögen Sie an sich ... und was mögen Sie nicht?
- Wo sehen Sie die Grenzen Ihrer gegenwärtigen Fähigkeiten?
- Was würden Sie tun, wenn es diese Grenzen nicht gäbe?
- Was möchten Sie lernen? In welchen Bereichen möchten Sie Wissen und Können erweitern?
- Was gibt Ihnen Energie und Lebensfreude, welches sind Ihre »Sonnenseiten«?
- Welches sind die »Schattenseiten« in Ihrem Leben?
- Wie entwickelt sich Ihr berufliches und Ihr privates Umfeld? Geschehen gerade Veränderungen oder stehen welche bevor?
- Die drei Dinge, die Sie am allerliebsten machen, sind ...

Ihre Antworten sind die Momentaufnahme Ihrer Persönlichkeit. Sie sehen darin vieles von dem, was Ihren inneren Reichtum ausmacht. Ihre Talente, Fähigkeiten, guten Beziehungen usw. Aber auch Dinge, die Sie gerne anders haben möchten. Zwischen diesem »Standort« im Hier und Jetzt und Ihrem Erscheinen in der Welt sind mehrere Jahrzehnte ins Land gezogen. An Ihrem heutigen Selbstverständnis haben viele Faktoren mitgewirkt. Elternhaus, Schule, Freunde, Peergroups, die erste Liebe usw., vielleicht auch Umzüge und Erkrankungen. Welche Stationen auf Ihrem Weg von damals nach heute gab es? Welche Rolle spielte dabei der Zufall?

Die nachfolgende Übung zur persönlichen Biografie – Ihrem »Lebensteppich« – unterstützt Sie darin, Einflüsse und Zusammenhänge in Ihrem Lebensverlauf zu erkennen und damit auch aktuelle Bedürfnisse und Wünsche besser in den Blick zu bekommen.

Meine Biografie als Lebensteppich

Lebenslauf

In jedem Lebenslauf sind Ereignisse und Reaktionen, Denken und Fühlen, eigene und fremde Weichenstellungen miteinander verknüpft und verschlungen wie die Garne in einem Teppich. Nehmen Sie sich zunächst Zeit dafür, Ihrer persönlichen Geschichte auf die Spur zu kommen. Reservieren Sie sich dazu Termine mit sich selbst, wo Sie die einzelnen losen Fäden zusammentragen: Ereignisse, Gefühle, Selbstbestimmtes, Fremdbestimmtes, Entscheidungen, die Sie getroffen haben, Entscheidungen, die andere für Sie getroffen haben und was daraus geworden ist. Gesundheit und

Krankheit, Krisen, Highlights und Durststrecken, glückliche Phasen, unglückliche Phasen usw.

Wählen Sie für Ihre Sammlung die Form, die Ihnen am meisten liegt, vielleicht sind das dann Stichworte oder auch kleine Geschichten, vielleicht legen Sie eine Liste an, oder es kommen Karteikarten zum Einsatz oder, oder ... welche Form auch immer für Sie stimmig ist. Stellen Sie dann zunächst die Ereignisse in den Vordergrund, die in Ihrem Leben besonders bedeutsam waren, die mit einem Rollenwechsel verbunden waren oder wo sich danach die Lebensumstände veränderten, wie z. B. Einschulung, Schulwechsel, Ausbildung, Umzug usw., aber auch die erste Regel, die erste Liebe, wichtige Beziehungen, die Geburt eines Kindes, der Abbruch einer Schwangerschaft, familiäre Ereignisse usw. Bemühen Sie sich darum, möglichst vollständig und chronologisch vorzugehen.

Um Erlebtes und Gefühltes noch besser aus dem Vergessen auftauchen zu lassen, sehen Sie sich auch alte Fotos und Videos an, hören Sie in Musik aus verschiedenen Zeitspannen Ihres Lebens hinein, befragen Sie Verwandte und Freunde der Familie, besuchen Sie Orte, die Ihnen früher vertraut waren. Schreiben Sie alles auf, was Ihnen einfällt. Erinnerungen an Gefühle und Körpergeschehen sind genauso wichtig wie Erinnerungen an äußere Geschehnisse.

Der persönliche Lebensteppich

Anhand Ihres Lebensverlaufs erkennen Sie, welche Ereignisse Ihrem Leben eine bestimmte Wendung gegeben haben. Dies können glückliche Augenblicke sein, aber auch Zwiespältiges oder Belastendes. Sich prägender Ereignisse bewusst zu werden und sie im Überblick und in ihrer Abfolge zu sehen ermöglicht es, Muster zu entdecken, derer Sie sich vorher nicht bewusst waren. Beeindruckende Erfahrungen und die damit verbundenen emotionalen und körperlichen Reaktionen hinterlassen Spuren. Manche dieser damaligen Geschehnisse wirken so stark nach, dass Sie heute in ähnlichen Situationen automatisch wieder so reagieren wie damals.

Stellen Sie nun aus Ihren biografischen Notizen alle wichtigen Ereignisse in einem persönlichen Lebensteppich zusammen. Verwenden Sie dazu für jeden der folgenden fünf Lebensbereiche ein eigenes Blatt Papier oder eine eigene Datei und notieren Sie zu jeder einschneidenden Begebenheit Lebensalter und Jahreszahl.

DIE GESCHICHTE IHRES KÖRPERS
Notieren Sie hier wichtige Ihre Gesundheit und Ihr Wohlbefinden betreffende Geschehnisse, etwa Wachstumsschübe, der erste Zahn, Kinderkrankheiten und Krankheiten überhaupt, Phasen völlig intakter Gesundheit und des körperlichen Wohlbefindens, Unfälle und Unfallfolgen, Operationen, Gewichtsveränderungen, Allergien, Veränderungen der Sehkraft und andere Veränderungen von Sinnen, Hautveränderungen, die erste Menstruation, Schwangerschaften, Geburten usw.

DIE GESCHICHTE IHRER EMOTIONEN
Notieren Sie, wann in Ihrem Leben bestimmte Gemütslagen – sowohl emotional anstrengende als auch angenehme Phasen – im Vordergrund standen; Zeiten, in denen Sie vorwiegend glücklich, verärgert, gestresst, depressiv, gelassen, optimistisch, fröhlich, aggressiv usw. waren. Und schreiben Sie auch auf, welche Auslöser oder Gründe es aus Ihrer Sicht dafür gab.

PERSÖNLICHE HIGHLIGHTS UND LOWLIGHTS
Hier ist nun der Platz für Verdienste, Erfolge, Geniales und weniger Geniales – aber auch für die Dinge, bei denen Sie danebengelegen oder die Sie in den Sand gesetzt haben.

Beschreiben Sie zunächst das, was Sie dank Ihres eigenen Einsatzes erreicht haben und was Sie sich selbst zuschreiben können – positiv wie negativ! Notieren Sie dann auch positive und negative Ereignisse, für die Sie nicht verantwortlich sind, sondern die dem Einfluss anderer zu verdanken waren. Denken Sie dabei an Schule und Ausbildung, Abschlüsse, Umzüge, Auszeichnungen, Beförderungen, Arbeitsplatzwechsel, Entlassungen, Projekte, die Sie erfolgreich realisiert haben, und solche, die sich als Rohrkrepierer erwiesen haben usw. – Veränderungen, positiv wie negativ, die Ihr Leben mit geprägt haben.

DIE ZWISCHENMENSCHLICHE DIMENSION
Halten Sie fest, welche wichtigen Ereignisse im Bereich menschlicher Beziehungen Einfluss auf Ihr Leben genommen haben: die Geburt einer Schwester, eines Bruders, Beginn und Ende von Freundschaften, feste Partnerschaften, Heirat, Geburt eigener Kinder, Adoptionen, Sterbefälle, Vorbilder, Menschen, die für Ihr Leben besonders wichtig waren oder großen Einfluss auf Sie ausgeübt haben usw.

HISTORISCHE EREIGNISSE
Listen Sie besondere Ereignisse in der Welt, in Deutschland, in Ihrem Wohnort auf, die im Laufe Ihres Lebens Eindruck auf Sie gemacht haben. Sie können Einfluss auf Ihr eigenes Leben gehabt haben und/oder Ihnen helfen, die Erinnerung an die Atmosphäre dieser Jahre wieder wachzurufen, beispielsweise die erste Mondlandung, Kriege, Protestdemonstrationen, die Frauenbewegung, die deutsche Wiedervereinigung, 9/11, der Brexit usw.

Wenn Sie zu jedem Bereich in Ihrem persönlichen Lebensteppich etwas notiert haben, dann springen Sie einfach einmal ein wenig zwischen den verschiedenen Notizen hin und her. Was war hier, was

war da? Diese »Quer-Schau« lädt Sie dazu ein, den Blick zu weiten und zu erkennen, welche Verbindungen und Zusammenhänge es zwischen den verschiedenen Aspekten gibt. Kann sein, dass Sie eine Verbindung zwischen ruhigen und hektischen Perioden und Ihren Beziehungen entdecken. Oder Sie erkennen, dass Sie bestimmte Ereignisse und Erfahrungen, ursprünglich als negativ bewertet, nun mit anderen Augen sehen und vorrangig positive Auswirkungen auf Ihr Leben erkennen. Anhand der Lebensgrafik kann auch deutlich werden, wie Sie mit Ihrer Energie umgegangen sind und welche Impulse den Veränderungen jeweils vorausgingen.

__Karen__ hat aufgrund ihrer Lebensgrafik deutlicher als bisher erkannt, dass sie wesentliche Entscheidungen in ihrem Leben fremdbestimmt getroffen hat. So war die Lehre die Idee ihrer Mutter gewesen. Karen selbst hätte damals nicht sagen können, wofür sie sich interessierte. Irgendwas Kreatives, ja, es machte ihr Spaß zu malen, zu zeichnen und zu basteln, aber das hätte sie ihren Eltern nicht vermitteln können. Eine andere Möglichkeit wäre gewesen, weiter zur Schule zu gehen und einen besseren Abschluss zu machen, nur interessierte sie sich zu diesem Zeitpunkt nicht für die Schule, sondern folgte den Vorstellungen ihrer Mutter und wurde Arzthelferin. Große Karriereambitionen habe sie ihrer Einschätzung nach nie gehabt. Auch die Mutterschaft kam per Zufall daher, nur weil es mit der Verhütung nicht geklappt hatte. Zu diesem Zeitpunkt war Karen 35 und arbeitete in einer Facharztpraxis, in der es immer hektisch zuging und das Betriebsklima angespannt war. Als ihr zukünftiger Mann ihr einen Heiratsantrag machte, überlegte sie nicht lange. Heute findet sie, dass sie zwar eine glückliche Ehe führt und sie auch ihre Kinder sehr liebt, sie aber diesem Muster der Entscheidungen per Zufall nicht länger folgen will. Für sie geht es jetzt darum, ihr Leben selbstbestimmter als bisher in die Hand zu nehmen.

Das Ziel ist, sich selbst auf die Spur zu kommen, Zusammenhänge deutlicher zu sehen und Muster im Lebensteppich auszumachen. Hier können Sie Lernerfolge gut nachverfolgen und die mit den Jahren gewachsene Lebenserfahrung würdigen, aber es kommen auch Bereiche ins Blickfeld, wo Sie mit Ihren Reaktionsmustern persönlich unzufrieden sind und Veränderungen noch ausstehen.

Die persönlichen Top 10 prägender Lebensereignisse

Um sich selbst besser zu verstehen, lohnt es sich auch, einmal über die Ereignisse und Einflüsse nachzudenken, die wir für das eigene Leben als besonders prägend erlebt haben. Betrachten Sie Ihren Lebensteppich unter diesem Blickwinkel. Welche Ereignisse haben auf Ihr Leben einen besonderen Einfluss ausgeübt? Welches Geschehen hat einschneidende Veränderungen für Sie persönlich hervorgerufen? Beispiele hierfür können sein: ein Schulwechsel, einen bestimmten Menschen kennengelernt haben, ein Studium oder eine Ausbildung, ein Umzug, die erste eigene Wohnung, ein Auslandsaufenthalt, die Geburt des ersten Kindes, der Verlust eines Arbeitsplatzes, der Kauf eines eigenen Hauses, ein Unfall usw.

Im Laufe des Lebens hat es jeder von uns mit diesen oder ähnlichen Lebensereignissen zu tun. In ihrer Gesamtheit bilden sie die Maximalausschläge – positiv wie negativ – im individuellen Lebensverlauf ab.

Wenn Sie nun Ihren Lebensteppich betrachten, dann überlegen Sie mal, wie viel von dem Erlebten, das Sie dort festgehalten haben, auf eines der prägenden Lebensereignisse zurückverweist. Vielleicht hätte ohne ein bestimmtes Lebensereignis eine ganze Reihe weiterer Ereignisse und Entwicklungen so gar nicht stattgefunden. Und welche Chancen könnten sich durch diesen Werdegang für die Zukunft für Sie eröffnen?

MEINE TOP-TEN DER PRÄGENDEN LEBENSEREIGNISSE

1. _____
2. _____
3. _____
4. _____
5. _____
6. _____
7. _____
8. _____
9. _____
10. _____

Starke und schwache Seiten

Persönliche Stärken können Sie in jedem Lebensalter neu entdecken oder wiederbeleben und Sie können sie weiterentwickeln und auf bislang ungewohnte Weise einsetzen. Ein erster Schritt hierzu ist es, die »Fehler-Brille« abzunehmen und den Blick weniger auf echte oder vermeintliche Schwächen, sondern stattdessen auf Ihre Talente und persönlichen Qualitäten zu richten.

Dort, wo intellektuelle und kreative Lösungen im Mittelpunkt der Arbeit stehen, erleben viele Frauen Höhepunkte ihres Schaffens oft erst nach den Wechseljahren – vorausgesetzt die Arbeit macht Freude und fordert das eigene Können heraus. Auch kulturelles, ökologisches oder soziales Engagement kann viele Herausforderungen an unser persönliches Potenzial beinhalten. Dabei kann es erhellend sein, Freundinnen und Kollegen mal nach Ihren starken Seiten zu fragen. Andere Menschen nehmen Sie vielleicht ganz anders wahr, als Sie selbst sich sehen – positiver, ideenreicher, facettenreicher. Bedenken Sie auch: Manchmal bewundern wir an anderen gerade Eigenschaften und Fähigkeiten, die auch in uns selbst schlummern und darauf warten, erkannt und genutzt zu werden.

Wenn Sie Ihre Stärken erkennen und Wege finden, sie bewusst einzusetzen, können Sie viel mehr erreichen, als wenn Sie sich vorrangig darauf konzentrieren, echte oder vermeintliche Schwächen zu bekämpfen.

Talente und Fertigkeiten würdigen

Begabungen, Talente, Fähigkeiten, Vorzüge ... es gibt viele Begriffe, die die Aspekte des Potenzials umschreiben, über das Sie verfügen – in ganz individueller Zusammensetzung und Ausprägung: Ihre persönlichen Stärken.

Stärken sind Ihre herausragenden Fähigkeiten, die Sie auch jederzeit abrufen und spontan einsetzen können, um anspruchsvolle Herausforderungen zu meistern. Es sind Fähigkeiten, die Ihnen sozusagen in Fleisch und Blut übergegangen sind. Deswegen begründen Ihre tatsächlichen Stärken Ihren persönlichen Erfolg. Damit Sie in einem bestimmten Tätigkeitsbereich eine Stärke entwickeln können, müssen zwei Bedingungen erfüllt sein:

1. Die erforderliche Tätigkeit basiert auf einem Ihrer Talente.
2. Ihre Fähigkeit dafür haben Sie über einen längeren Zeitraum hinweg immer wieder eingesetzt, haben sie weiter verbessert und schließlich vollendet.

Ganz allgemein formuliert sind Stärken die Ihnen innewohnenden Qualitäten, die Sie am meisten dabei unterstützen, erfolgreich zu sein. Je nachdem, wie Sie sie einsetzen, können sie Ihnen auf dem Weg zu einem Ziel Flügel verleihen.

Zahlreiche Studien zum Thema Lebenserfolg haben dargelegt, dass unser Erfolg im Leben weniger davon abhängt, ob wir über herausragende angeborene Begabungen verfügen, sondern vielmehr davon, was wir mit unseren Stärken machen, wie wir sie fördern und wie wir sie weiterentwickeln.

Karen ist sich sicher, dass ihre eigentlichen Stärken im kreativen Bereich liegen. Ihre Standortanalyse hat sie darin bestätigt. Noch weiß sie nicht, welche Konsequenzen sie daraus ziehen will, aber die Richtung passt, da hat sie keine Zweifel.

Hanne sagt, sie fühle sich als Lektorin und Übersetzerin in Eigenregie am richtigen Platz, hier hat sie keinen Veränderungsbedarf. Aus ihrer Standortanalyse ist ihr jedoch noch klarer als bisher geworden, dass sie sich bei der Pflege der Mutter entlasten muss und sich dabei auch helfen lassen will. Sie weiß, dass sie sprachbegabt ist, gut organisieren und gut mit Menschen umgehen kann, und fragt sich, wo außerhalb der Arbeit sie das noch gut einsetzen könnte.

Mona ist noch unschlüssig. Sie hat immer gern in ihrem Beruf als Versicherungskauffrau gearbeitet, fühlt sich jedoch seit einiger Zeit auf eine diffuse Weise unzufrieden. Als ihre größten Stärken betrachtet sie ihre Fähigkeit zum logischen Denken, ihr Kombinationsvermögen, ihre schnelle Auffassungsgabe und die Fähigkeit, gut organisieren zu können. An ihrer Standortanalyse erkannte sie jedoch auch, lange Jahre ihre Gefühlswelt zugunsten rationaler Entscheidungen vernachlässigt zu haben. So ist es nun ihr Wunsch, wieder mehr Freude im Alltag zu erleben, mehr Sinnlichkeit und mehr Genuss, statt wie bisher fast ausschließlich vom Zweckdenken geleitet zu werden.

Stärken:
oft im Unbewussten vergraben

Einige Ihrer Talente kennen Sie wahrscheinlich sehr gut, andere hingegen sind viel schwieriger ausfindig zu machen. Bedenkenswert ist, dass wir fast drei Viertel unseres gesamten Wissens und Könnens nicht in Ausbildungen oder durch gezielte Weiterqualifizierung erworben haben, sondern eher nebenbei – etwa im Arbeitsalltag, in der Familie, im Kontakt mit Freunden, durch ein Ehrenamt, bei Freizeitaktivitäten oder der Pflege von Hobbys.

Eben weil Sie sich entsprechende Fähigkeiten oft nur rein informell angeeignet und ausgebaut haben, sind Sie sich ihrer häufig gar nicht als einer besonderen Kompetenz bewusst, sondern bewerten sie als selbstverständlich. »Das kann doch jeder«, sagen Sie dann vielleicht, oder: »Das ist doch nichts Besonderes.« Sie sind dann vielen Ihrer Stärken gegenüber sozusagen betriebsblind geworden. Erst wenn jemandem genau das schwerfällt, was Ihnen mühelos von der Hand geht, merken Sie auf und erkennen, dass es sich hier wohl um eine Stärke handeln könnte.

Manche in Ihnen steckende Fähigkeit entdecken Sie vielleicht auch erst dann, wenn Sie mit einer ungewöhnlichen Situation konfrontiert und gefordert sind, etwas zu tun, was Sie noch niemals vorher getan haben – einfach weil es in dieser speziellen Situation keine Alternative gibt. Sie wachsen über sich selbst hinaus. Doch die Fähigkeit, nun auf eine bestimmte Art und Weise zu handeln, hat die ganze Zeit in Ihnen geschlummert, ohne dass Ihnen dies bewusst war. So können auch jetzt noch Stärken in Ihnen darauf warten, endlich erkannt und eingesetzt zu werden.

Top Ten: Das kann ich am besten

Unter all den Talenten und Fähigkeiten, die Sie auszeichnen, gibt es Qualitäten, die Ihnen besonders viel bedeuten. Betrachten Sie die Sammlung Ihrer starken Seiten und wählen Sie die zehn für Sie wichtigsten Qualitäten aus.

DAS KANN ICH AM BESTEN

1. _____
2. _____
3. _____
4. _____
5. _____
6. _____
7. _____
8. _____
9. _____
10. _____

Wenn wir wissen, wo wir hinwollen, was uns zufrieden und glücklich macht, dann sehen wir auch deutlicher, welche unserer Stärken es weiter zu unterstützen gilt. Talente, Fähigkeiten und Geschicklichkeiten können wir allerdings nur durch Anwenden und Üben weiterentwickeln. Nur wer sich fordert, fördert sich. Wenn wir Herausforderungen und Schwierigkeiten ausweichen, tun wir uns damit keinen Gefallen. Das Leben ist ein Lernprozess, und wenn wir uns dem stellen, dann ist das wie das Schleifen eines Diamanten. Wir werden mit der Zeit immer klarer in unserer Ausrichtung, und die innere Gewissheit wächst, auf einem für uns stimmigen Weg zu sein.

Wenn wir unser Potenzial ausbauen, dann wächst unser Selbstvertrauen und wird gefestigt. Und das vermittelt uns das beruhigende Gefühl, dem Leben und seinen Anforderungen gewachsen zu sein. Wer von sich sagen kann: »Ich bin okay, so, wie ich bin, und ich vertraue auf das, was ich weiß und kann«, der wird auch bei Problemen und Misserfolgen nicht die Flinte ins Korn werfen und resignieren, sondern verfügt über die Kraft, nach Lösungen zu suchen. Das Vertrauen ist da, dass sich ein Weg finden lässt – selbst in unklaren Situationen, die man für einige Zeit aushalten muss, solange noch kein Licht am Ende des Tunnels zu sehen ist.

Stärken und Schwächen bewusst annehmen

Während Ihnen Ihre Stärken also so selbstverständlich sind, dass Sie sie kaum als Vorzug wahrnehmen, sind Sie sich Ihrer schwachen Seiten meist viel deutlicher bewusst. Wahrscheinlich kennen Sie das aus Ihrer Schulzeit nur zu gut: 22 richtig gelöste Aufgaben sind der Beachtung nicht wert. Die drei als »falsch« markierten Lösungen hingegen stehen im Mittelpunkt der Aufmerksamkeit.

Wer sich weiterentwickeln will, konzentriert sich oft einseitig auf seine Schwächen – oder das, was er dafür hält. Gerade Frauen sind es häufig gewohnt, sich als eine Art lebende Baustelle zu sehen, und glauben, dass sie vorrangig ihre Schwächen ausrotten müssten, um Erfolg zu haben. Sie verwenden dann viel Energie darauf, vermeintliche Unzulänglichkeiten ausmerzen zu wollen nach dem Motto »Was muss ich an mir noch alles verbessern, damit ich endlich mit mir zufrieden sein kann?« oder »Was muss ich an mir noch alles verbessern, damit andere mich endlich akzeptieren?«.

Schwächen zu bekämpfen ist ein mühsames Geschäft. Gleichsam mit der Knute im Nacken treiben wir uns dann selber an in Richtung Perfektion: Das musst du noch überwinden … das musst du wegkriegen … das musst du doch endlich auf die Reihe kriegen … Im Vergleich mit anderen bist du zu schwach (zu unattraktiv, zu plump, zu dumm …) Erst wenn du …, dann …

In der Lebensmitte, wenn immer deutlicher wird, dass die Zeit nur eine Richtung kennt, nämlich vorwärts, und dass ihr Voranschreiten sichtbare Zeichen in Körper, Geist und Seele hinterlässt, ist der Drang nach Makellosigkeit ein Kampf gegen Windmühlen. Zudem verlieren wir leicht unsere Stärken aus dem Blick, wenn wir uns einseitig auf das konzentrieren, was wir nicht können, nicht schaffen oder wo wir glauben, nicht gut genug zu sein. Mit der Fehler-Brille auf der Nase nehmen wir kaum wahr, was uns gut gelingt, was wir alles schaffen, was wir täglich alles gut bewältigen. Dies schwächt unser Selbstvertrauen, anstatt es zu stärken. Wir fühlen uns überfordert und verlieren immer mehr an Motivation.

Was ist überhaupt eine Schwäche?

Ob wir etwas als Stärke oder als Schwäche sehen, ist oft eine Frage der Interpretation. Eigenschaften, Verhaltensweisen oder auch Aspekte unseres Erscheinungsbildes sind nicht an sich positiv oder negativ, sondern wir bewerten sie in der einen oder der anderen Richtung – als Schwäche oder als Stärke. Sensibilität kann der eine als große Stärke an sich sehen, der andere hält sich deshalb für ein Weichei. Die eine ist stolz auf ihre Genauigkeit und Liebe zum Detail, die andere schimpft sich deshalb eine Erbsenzählerin und wünscht sich nichts sehnlicher, als weniger penibel zu sein.

Wie wir eine Eigenschaft oder Fähigkeit beurteilen, ist abhängig von den Erfahrungen, die wir mit der entsprechenden Qualität gemacht haben, und den Assoziationen, die wir damit verbinden. Wer beispielsweise oft dafür gescholten wurde, eine Tagträumerin zu sein, wird sich schwer damit tun, seine Fähigkeit zu kreativen Gedankenwanderungen den persönlichen Stärken zuzurechnen. Was Schwächen zu bekämpfen so mühsam macht, ist, dass sie ständig Junge zu kriegen scheinen. Wer beispielsweise Schüchternheit als Schwäche erkannt hat und sich im Small Talk übt, findet womöglich neue Mängel in seinem sprachlichen Ausdruck, in Mimik, Gestik, Körpersprache.

Wie wir uns selbst und unsere starken und weniger starken Seiten einschätzen und bewerten, bestimmt darüber, wie wir uns fühlen und verhalten. Das hat auch Einfluss auf die Resultate, die wir erzielen. Denn wir verhalten uns nicht entsprechend unserer tatsächlichen Stärken, sondern danach, welche Stärken wir zu haben oder nicht zu haben glauben. Unsere Leistungen und Erfolge sind also nicht die direkte Folge unserer Fähigkeiten und Talente, sondern immer der Ausdruck dessen, was wir uns zutrauen. Wenn wir glauben, etwas nicht zu begreifen oder nicht zu können, dann verhalten wir uns entsprechend dieser Überzeugung, ganz gleich wie fähig wir tatsächlich sein mögen. Sozusagen »fahren wir dann mit angezogener Handbremse«. Unsere Einstellungen zu unseren Fähigkeiten entscheiden letztlich darüber, was wir uns zutrauen und was wir im Leben erreichen. Die eigenen Stärken gut zu kennen und sie gezielt einzusetzen ist also eine wichtige Voraussetzung für ein erfolgreiches Berufs- und Privatleben.

Die einzigen Schwächen, die es zu »bekämpfen« lohnt, sind diejenigen, die uns bei der Entfaltung unserer Stärken hindern.

Eine von Karens schwachen Seiten ist die Fremdbestimmung. Sie hat bislang sehr oft versucht, Konflikten aus dem Weg zu gehen, indem sie sich an die Vorstellung anderer angepasst hat. Wenn sie nun darauginge, sich kreativ auszuprobieren, und ihrem Mann, ihren Töchtern oder anderen Menschen in ihrem Umfeld würde dies nicht passen oder ihnen würden die Ergebnisse ihres kreativen Schaffens nicht gefallen, wäre es ganz fatal, wenn sie dann – entsprechend ihrer Gewohnheit – entmutigt aufgeben würde. Eine andere Schwäche von ihr ist, dass sie sich verhaspelt, sobald sie Lampenfieber hat oder emotional aufgewühlt ist. Dies mag in der Situation zwar unangenehm für sie sein, hindert sie aber keineswegs am Entfalten ihrer Kreativität.

Gehen Sie selbst daran, die von Ihnen ausfindig gemachten persönlichen Schwächen zu differenzieren.

MEINE SCHWACHEN SEITEN

_____

_____

_____

_____

KATEGORIE 1: DIESE SCHWÄCHEN BEEINTRÄCHTIGEN
DIE ENTFALTUNG MEINER STÄRKEN

_____

_____

KATEGORIE 2: DIESE SCHWÄCHEN STEHEN DER
ENTFALTUNG MEINER STARKEN SEITEN NICHT ENTGEGEN

_____

_____

Für Schwächen der Kategorie 1 gilt es, Lösungen zu finden. Schwächen, die unter die Kategorie 2 fallen, sind zunächst einfach so zu akzeptieren – es sei denn, Sie stellen fest, dass die eine oder andere dann doch der Entfaltung einer Stärke entgegenwirkt oder einem Ziel, das mit dieser Stärke im Zusammenhang steht. Wenn Sie Ihre Stärken weiter ausbauen, dann machen Sie das in aller Regel nicht einfach so, sondern Sie haben dabei höchstwahrscheinlich ein Ziel oder zumindest eine vage Zukunftsvorstellung vor Augen.

***Karen** will ihre kreativen Fähigkeiten aus dem Dornröschenschlaf wecken und ein oder zwei Felder finden, wo sie sie ausleben kann. Seitdem ihr das klar ist, verspürt sie einen deutlichen Energieschub.*

***Hanne** will Lösungen für die Unterstützung ihrer pflegebedürftigen Mutter finden und sich auch von anderen Pflichten entlasten. Die frei werdende Zeit will sie vorrangig für Erholung und Entspannung nutzen, hat aber noch keine genaue Vorstellung davon, was genau sie machen will und wie genau das gehen soll.*

***Mona** hat noch gar kein konkretes Ziel formuliert, es geht für sie aber in die Richtung, etwas für ihre Erlebensfähigkeit und ihr Gefühlsleben zu tun, vor allem auch ihre Gefühle ernst zu nehmen, statt sie wie bisher wegzuschieben oder wegzurationalisieren.*

Es ist oft so, dass sich Ziele anfangs nicht konkret, sondern nur unklar und verschwommen präsentieren. Überlegen Sie selbst, was für Sie Ziele sein könnten, die auf Ihren Stärken aufbauen, und scheuen Sie sich nicht davor, diese erst einmal diffus und »bauchlastig« zu formulieren. Und nehmen Sie es sich nicht übel, wenn erst einmal gar nichts wirklich Greifbares auftaucht. Niemand drängt Sie. Sie können in aller Ruhe reifen lassen, was an Wünschen und Vorstellungen in Ihnen auftaucht.

ZIELFÜHRENDE FRAGEN

- Welche Aktivitäten würden mir viel Freude machen?
- Was ist für mich ein erstrebenswertes Ziel?
- Wofür will ich die Initiative ergreifen?
- Wofür lohnt es sich, am Ball zu bleiben?
- Wofür möchte ich es gegebenenfalls auch wagen, ein Risiko einzugehen?

Bedenken Sie, dass dies eine Momentaufnahme ist, eine erste Einschätzung. Wenn Sie Ihre Aufzeichnungen ein paar Tage ruhen lassen und dann wieder zur Hand nehmen, kann es gut sein, dass sich etwas geklärt hat oder Sie zu neuen Einsichten gekommen sind. Das bedeutet nicht, dass das bisher Notierte falsch ist, sondern dass sich Ihr Blick weitet.

Im nächsten Kapitel geht es darum, Entscheidungen zu treffen und sich dabei auch von unnötigem Ballast zu befreien – im wörtlichen wie im übertragenen Sinn. Die Erkenntnisse und Reflexionen, die Sie daraus gewinnen können, fließen wiederum in Ihre Zukunftspläne ein.

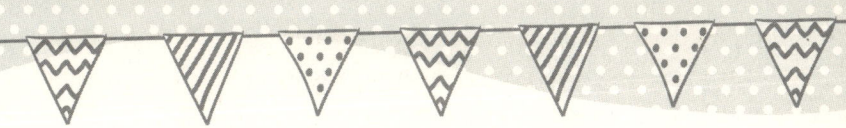

SCHRITT 3

Love it, change it or leave it – hingucken und entscheiden

Es wird jetzt deutlicher als noch mit 20 oder 30, dass das Leben irgendwann vorbei sein wird. Na, da könnte dann schon der Trübsinn ausbrechen ... oder die Resignation ... oder sich ärgern bis hin zur Verbitterung. War das jetzt schon alles? Was habe ich falsch gemacht? Hätte ich doch ... wäre ich ... wenn doch nur ... Es ist natürlich legitim, um verpasste Chancen zu trauern, Entscheidungen zu bedauern und uns über uns selbst und andere zu ärgern. Nur: In solchen Gedanken und Gefühlen zu versacken ist nicht hilfreich – ebenso wenig, wie den Kopf in den Sand zu stecken und der ewigen Jugend hinterherzurennen.

Was mich bedrückt, ärgert, ängstigt

Meist ist es nicht gleich ein massiver Überdruss, der uns da plagt, oder eine depressive Verstimmung angesichts der Weichenstellungen, die wir irgendwann mal vorgenommen haben und die wir jetzt als falsch betrachten. Es ist eher so etwas wie eine diffuse Unzufriedenheit, die da in der Lebensmitte auf einmal auftaucht. Indem wir unsere starken Seiten erkennen und würdigen, richtet sich der Blick wieder nach vorn, und wir beginnen in Lösungen zu denken, statt weiter mit den Folgen von vorschnellen oder schlicht falschen Entscheidungen zu hadern. Solchen Unzufriedenheiten auf die Spur zu kommen zieht automatisch die Frage nach sich, welche unserer Stärken und Talente wir nutzen können, um zufriedener, glücklicher und ausgeglichener zu werden.

> *Mona fühlt sich hin- und hergerissen. Sie spürt, dass etwas in ihr in Bewegung gekommen ist, weiß es aber noch nicht recht zu deuten. Dazu kommen ihre Freundinnen Anne und Babs, die sie*

darauf hinweisen, dass in ihrem Leben doch alles in Ordnung sei und sie mehr vorzuweisen hätte als so manche andere Frau: einen interessanten Job, ein gutes Einkommen, eine harmonische Partnerschaft, ein schönes Zuhause, wohlgeratene Kinder. Da hätte sie doch allen Grund, froh und dankbar zu sein. Doch das Empfinden, dass sie sich für all das, was sie sich aufgebaut hat, auf einmal nicht mehr begeistern kann, bedrückt sie dennoch.

Mona sah nach ihrer Standortanalyse ein Ungleichgewicht im Ausleben ihrer persönlichen Stärken. Sie hatte Logik, Vernunft und Organisationstalent stark in den Vordergrund gestellt und anderen Stärken wie Entdeckungslust, Empfindungs- und Genussfähigkeit nur noch wenig Raum in ihrem Leben gegeben. Nun ist ihre Neugier geweckt. Sie will diesem diffusen Unzufriedenheitsgefühl noch mehr auf die Spur kommen und Klarheit darüber gewinnen, was sie da unterschwellig umtreibt.

Hanne, *die sich vorrangig zugunsten von mehr Entspannung von den überbordenden Pflichten entlasten will, ist begierig auf das »Wie« – wie sie es konkret bewerkstelligen kann, ihren Alltag entsprechend so zu verändern, dass dies auch funktionieren wird.*

Karen *überlegt noch, was ein befriedigendes kreatives Tätigkeitsfeld für sie sein könnte. Malen? Zeichnen? Schreiben? Musik? Basteln? Irgendwas mit Textilien? Bei ihr musste bisher immer alles einen Nutzen haben, und sie tut sich schwer damit, etwas »einfach so« zu machen. Vielleicht ist es genau das, worauf sie sich einmal einlassen sollte.*

Für alle drei ist es sinnvoll, ihren Alltag ins Visier zu nehmen und mal »den Kopf auszuleeren«, um sich noch klarer darüber zu werden, wo die Reise hingehen könnte.

Zufrieden oder unzufrieden – womit genau?

Hingucken statt »Kopf in den Sand« hat neben möglicherweise schmerzlichen Erkenntnissen auch drei große Vorteile:

1. Wer weiß, womit er es zu tun hat, kann sich überlegen, wie er damit umgehen kann. Wer im Dunkeln tappt, irrt Runde um Runde im Kreis herum.
2. Klarheit über die eigenen Gefühle gewinnen hilft dabei, benennen zu können, was gut und was schlecht läuft. Was die eigenen Bedürfnisse sind, verhilft zu einem tieferen Selbstverständnis und fördert auch die Selbstannahme.
3. Ehrlichkeit gegenüber sich selbst fördert die Entscheidungssicherheit und Entscheiden bringt Erleichterung.

KOPF AUSLEEREN – WIE GEHT DAS?

- Nehmen Sie ein Blatt Papier zur Hand und teilen Sie es quer in drei Spalten oder legen Sie eine entsprechende Liste in Ihrem Computer an (wenn Sie handschriftlich arbeiten, legen Sie noch weitere Blätter als Reserve bereit).
- Die erste Spalte trägt den Titel »Die Pluspunkte in meinem Leben«. Hier versammeln Sie alles, was Sie zufrieden und glücklich macht, was Ihnen gefällt, woran Sie Spaß haben und wofür Sie dankbar sind.
- Die zweite Spalte ist mit »Die Minuspunkte in meinem Leben« betitelt. Dort steht alles, was Sie unzufrieden und missmutig

macht, was Sie nervt und was Sie lieber heute als morgen los hätten.
- Über der dritten Spalte steht »Meine Sehnsüchte«. Hier ist Platz für die Dinge, von denen Sie träumen, die Sie inspirieren und wovon Sie gerne mehr in Ihrem Leben hätten.
- Stellen Sie nun eine Zeitschaltuhr auf 10 Minuten ein und füllen Sie zügig die drei Spalten. Notieren Sie, was Ihnen spontan in den Sinn kommt, streichen Sie nichts durch, sondern schreiben Sie einfach nonstop hintereinanderweg.
- Nach Ablauf der Zeit betrachten Sie, was Sie aufgeschrieben haben, und ergänzen die Listen gegebenenenfalls um weitere Aspekte.
- Fügen Sie in Ihre Listen auch die Erkenntnisse aus Schritt 2 ein.
- In den nächsten Tagen nehmen Sie Ihre Aufzeichnungen immer mal wieder zur Hand und ergänzen sie um weitere Punkte. Während Sie mit anderen Dingen beschäftigt sind, arbeitet Ihr Unbewusstes weiter an dieser Aufgabe, und so kann es gut sein, dass auch noch nach drei oder vier Tagen neue Aspekte auftauchen.

An der ersten Spalte – den Aspekten Ihres Lebens, mit denen Sie zufrieden sind – können Sie sich ausgiebig erfreuen, hier gibt es natürlich keinen Änderungsbedarf. Die Spalten 2 und 3 sind Kandidaten dafür, Entscheidungen zu treffen. Zunächst widmen wir uns Spalte 2, also den Dingen, die unzufrieden machen, nerven oder stressen.

Wenn Sie mit einer Situation oder bestimmten Umständen unzufrieden sind und eine Entscheidung ansteht, dann gibt es immer drei Möglichkeiten, damit umzugehen.

Sie können

- sich damit arrangieren, d.h. die Situation so annehmen, wie sie ist,

- versuchen, die Situation zu verändern und Wege dafür zu erkunden,
- sich abwenden und das Ganze hinter sich lassen.

Dabei ist es gut, auch Folgendes im Hinterkopf zu haben: Wenn Sie unzufrieden sind und sich für keine der drei Optionen entscheiden, dann trifft das Leben die Entscheidung, oder andere bestimmen für Sie, wo's langgeht. Ist da selber entscheiden nicht doch die bessere Option? Also, denken Sie einmal an eine Ihrer anstehenden Entscheidungen und befragen Sie sich selbst unter den drei Optionen »Love it« – »Change it« – »Leave it«.

Love it: Das kann ich akzeptieren

Wie sieht es aus, wenn Sie sich mit der Situation anfreunden? Einen langweilig gewordenen Job akzeptieren? Beschwerden, die die Wechseljahre und das Älterwerden mit sich bringen, einfach hinnehmen? Sich mit dem Gefühl der Überlastung abfinden? Um sich besser in diese Option hineindenken und hineinfühlen zu können, stellen Sie sich folgende Fragen:

- Welche guten Seiten hat die Sache oder die Situation, was ist das Positive daran?
- Wie kann ich es besser akzeptieren, es mir erträglicher machen? Kann ich ein Spiel daraus machen?
- Welche Wege gibt es, um besser damit umzugehen?

Change it: Das will ich ändern

Wollen und können Sie an dem, was Sie bewegt, etwas verändern? In Ihrem Job andere Aufgaben übernehmen? Wege finden, die Beschwerden abzumildern? Strategien entwickeln, die Überlastung zu verringern?

Stellen Sie sich dazu folgende Fragen:

- Was will ich verändern?
- Was brauche ich dazu?
- Kann mir jemand dabei helfen?
- Wie genau gehe ich vor?
- Bis wann will ich die Veränderung umsetzen?

Leave it: Damit will ich abschließen

Will ich damit aufhören? Will ich es loslassen? Will ich den ungeliebten Job aufgeben? Will ich die Beschwerden künftig schlicht und ergreifend ignorieren und mich nicht weiter mit dem Thema beschäftigen? Will ich meinem Pflichtenkorsett endgültig entrinnen, indem ich woanders hinziehe?

Dazu fragen Sie sich:

- Will ich dieses Kapitel abschließen?
- Geht das ohne zu große Nachteile, Risiken oder Verluste?
- Welche Schritte sind dazu notwendig?
- Bis wann will ich das verwirklichen?

Nun. Haben Sie sich entschieden? Oder gespürt, welcher Entscheidungsvariante Sie innerlich zuneigen? Indem Sie sich klarmachen, dass es nur diese drei Optionen gibt, ersparen Sie sich viel Hin und Her und unschlüssiges Zaudern.

Spielen Sie diese drei Varianten mit all ihren Konsequenzen probehalber noch mit anderen Situationen durch, von denen Sie sich genervt oder überfordert fühlen. Malen Sie dann hinter jeden der Fälle ein kleines Symbol: ein Herzchen, wenn Sie die Sache akzeptieren lernen wollen; einen Pfeil, wenn Veränderung angesagt ist, oder einen Schmetterling, wenn Sie sie hinter sich lassen wollen. Schreiben Sie auch jeweils dazu, bis wann Sie die entsprechende Entscheidung umsetzen möchten. Damit haben Sie eine Vorstellung entwickelt, wie Sie mit den Dingen, mit denen Sie bislang gehadert hatten oder die Sie unentschieden in Ihrem Kopf hin und her geschoben haben, künftig aktiv und entschlossen umgehen werden. Das bringt Klarheit und entlastet enorm.

__Mona__ fühlt sich in Ihrem Entschluss bestärkt, der Entdeckungslust und Empfindungs- und Genussfähigkeit viel mehr Raum als bisher geben zu wollen. »Change it« ist ihre Option. Sie will nicht einfach wie bisher weitermachen und könnte dies nicht akzeptieren, denn es käme ihr vor wie eine Kapitulation. Sie hat auch nicht vor, radikal mit ihrem Job zu brechen oder sich gar nicht mehr um Familienpflichten zu kümmern. Vielmehr schwebt ihr eine Art zeitliche Umschichtung vor. Nicht nur »ein bisschen«, sondern schon spürbar.

__Hanne__ ist dabei, sich für die Option »Leave it« zu entscheiden. Sie hat erkannt, dass es nicht zu schaffen sein würde, sich so intensiv um ihre Mutter zu kümmern und die Versorgung, die sie braucht, zu gewährleisten. Dies würde auch dann nicht klappen, wenn sie ständig zwischen der eigenen und der mütterlichen Wohnung hin und her pendeln würde. Das wollte sie sich lange nicht eingestehen. Der nächste Schritt besteht aus Hannes Sicht nun da-

rin, eine Pflegestufe für die Mutter zu beantragen und für eine gute pflegerische Betreuung zu sorgen.

Karen *fühlt sich bestärkt in der Entscheidung »Change it« und will das kreative Betätigungsfeld finden, das ihr als das stimmigste für sich selbst erscheint. Ein bisschen »Love it« ist aus ihrer Sicht auch dabei, da sie zu akzeptieren bereit ist, dass es wahrscheinlich Zeit brauchen wird, sich neu zu orientieren. Damit gilt es sich erst einmal anzufreunden und sich statt der gewohnten Ungeduld eher in Gelassenheit zu üben.*

Entrümpeln setzt Energie frei

In den mittleren Jahren hat sich bei fast jedem und jeder viel angesammelt. Damit sind nicht nur Erinnerungen gemeint, sondern auch ganz schnöde Besitztümer. Meist sind wir von viel mehr Dingen umgeben, als wir eigentlich brauchen. Im Laufe der Zeit haben sich Schränke, Regale, Garagen, Keller, oft auch ganze Wohnungen und Häuser mit Dingen gefüllt, von denen man meint, sich nicht trennen zu können – irgendwann könnte man sie ja vielleicht doch noch brauchen. Doch je mehr Dinge wir um uns herum haben, desto mehr nagen diese auch an unserer Zeit. Denn wir müssen uns auch um all die Sachen kümmern, müssen aufräumen, abstauben, reinigen, pflegen, umstellen, reparieren usw.

So ein Haufen von Besitztümern, um die sich ständig gekümmert werden muss, erzeugt auf Dauer ein Gefühl der Ohnmacht und Hilflosigkeit. Das drückt nieder. Zudem leiden wir vielfach auch unter der Komplexität unseres Alltags. Seien es Bedienungsanleitungen für Fernseher, Videorekorder, PC oder Handy, seien es gesetzliche oder steuerliche Bestimmungen, die Unwägbarkeiten in der Altersversorgung und überhaupt im Finanzwesen oder die Überfülle an Konsumartikeln, die uns in jedem Supermarkt entgegenquellen. Das Viel-zu-Viel schluckt Energie und Zeit. Manchmal fühlen wir uns schon nach der Durchsicht der unzähligen Nachrichten in den E-Mail-Fächern, bei Whatsapp oder Twitter regelrecht erschlagen.

Dieses Überangebot an Information macht **Karen** *im Alltag besonders zu schaffen. Zu viele Sachen anzuhäufen ist für sie kein Problem. Das hat sie, wie sie sagt, gut im Griff. Anders verhält es sich mit ihrem Computer, mit den dort gespeicherten Ordnern und Dateien. Hier herrscht ein Maximum an Unübersichtlichkeit, denn Karen ist hier in eine regelrechte Sammelwut verfallen. Sie denkt, sie könnte all die Fachartikel und Infos, die sie herunterlädt, noch einmal für irgendetwas gebrauchen – für einen künftigen Job, für die Familie, für jemand anders. Natürlich hat sie fachspezifische Ordner angelegt, um all ihre Errungenschaften systematisch einzusortieren, doch inzwischen sind diese Ordner auch schon mit einer unübersichtlichen Menge von Dateien bestückt.*
Im Grunde ist Karen klar, dass sie sich niemals die Zeit nehmen wird, um all das zu lesen. Damit wäre sie Wochen und Monate beschäftigt, und das wäre es ihr dann doch nicht wert. Bei »Love it, Change it or Leave it« kam spontan die Regung, alles zu löschen. Aber irgendwie traute sie sich einen solch radikalen Schnitt nicht zu und denkt, sie würde spätestens dann, wenn sie etwas Bestimmtes brauchen würde, das Löschen bereuen.

Was Karen in der Welt ihrer Daten zu schaffen macht, erlebt **Mona** *in ihrem Zuhause. Sie bezeichnet sich und ihren Mann als typische Jäger und Sammler. Vor allem Schnäppchen haben es den*

beiden angetan. Sie haben viel Spaß daran, Neues für sich zu entdecken. Die meisten von Monas Freundinnen sagen, dass sie in puncto Einkaufen öfter mal Ärger mit ihrem Partner hätten, da dieser nicht verstehen könnte, was denn an einer Schnäppchentour so reizvoll sei. Ein Problem, das Mona nicht hat, ganz im Gegenteil. Da die beiden ein schönes großes Haus besitzen, sind Anschaffungen lange kein Problem gewesen. Bei jeder neuen Anschaffung wurden alte Stücke einfach in Dachboden und Keller ausgelagert. Da hatten auch noch die alten Kinder- und Jugendzimmermöbel Platz, die die Kinder zurückgelassen hatten. Doch nun sind Keller und Speicher voll, und inzwischen wurde eins der Gästezimmer zum Abstellraum umfunktioniert. Die Bücher stehen mittlerweile in zweiter Reihe, und in Monas Kleiderschrank knautschen sich Kleider, Hosen und Pullover. Immer mal wieder startet Mona eine Wegwerfaktion, aber da überwiegen dann schnell die Unlustgefühle.
Für dieses Problem hat sie nun »Leave it« gewählt, weiß aber noch nicht, wie sie es anstellen soll, dies auch umzusetzen. Ihre Sammelwut ist ihr selbst nicht ganz geheuer, da sie sich doch sonst eher als vernünftig, rational und strukturiert erlebt.

Hanne *hängt an Erbstücken und an alten Geburtstags-, Weihnachts- und Ostergeschenken. Sie hat auch sämtliche Zeichnungen, Werkstücke und Handarbeiten ihrer Kinder aufgehoben. Sie fühlt sich einfach dazu verpflichtet, und es käme ihr wie Verrat vor, etwas davon wegzuwerfen oder wegzugeben. Auch wenn der Schrank von Tante Beate den Flur düster macht und ihr auch die anderen Möbel, die sie von ihren Großeltern geerbt hat, nicht gefallen, hindert sie etwas in ihrem Inneren daran, sich davon zu trennen. Andererseits verspürt sie eine große Sehnsucht danach, ihr Zuhause endlich so einzurichten, wie sie selbst es schön findet. Mit einer gewissen Beklemmung denkt sie daran, was wohl* *auf sie zukommt, wenn ihre Mutter einmal aus ihrer Wohnung ausziehen muss.*

Kommt Ihnen das bekannt vor? Schränke und Kommoden voller Dinge, die schon seit Jahren nicht mehr gebraucht werden; in Regalen, auf dem Schreibtisch oder im Computer jede Menge Infomaterial und im Kopf »Eigentlich sollte ich ...«, »Eigentlich müsste ich schon längst ...«

Mit dem Festhalten an Dingen, die wir nicht mehr benötigen, schaffen wir uns oft eine private kleine Hölle. Jeder Blick auf all das, was gelesen, gepflegt, ausgewertet oder auch nur aufbewahrt werden will, bedrückt und belastet. Wir fühlen uns unzulänglich, außerstande mit dem, was da alles nach unserer Aufmerksamkeit schreit, jemals fertigzuwerden. Noch dazu ist das Viel-zu-Viel dazu angetan, tatsächlich wichtige Dinge aus dem Blickfeld zu verlieren und nicht mehr offen für Neues zu sein. Wie sollen Wichtiges und Neues Platz im Leben finden, wenn der Alltag überfüllt ist von all dem, was eigentlich nur noch drückt, mahnt und auf uns lastet?

Konsequentes Entrümpeln kann da enorm Druck wegnehmen. Wer außen Ordnung schafft, der stellt auch im eigenen Inneren Ordnung her. Dinge loslassen verändert die innere Haltung. Souveränität entsteht da, wo vorher Gefühle von Unzulänglichkeit und Überforderung dominierten.

Es gibt aber nicht nur den Hang dazu, eine Vielzahl von Dingen oder Informationen anzuhäufen und sich von nichts trennen zu können. Daneben besteht meist auch ein Bedürfnis nach Einfachheit, Klarheit und Überschaubarkeit. Doch wie kommt man dahin?

Am einfachsten ist es, zunächst mit dem Entrümpeln bei den Dingen zu beginnen, von denen Sie sich am leichtesten trennen können, sozusagen um sich »warmzulaufen«. Dazu gehören Dinge, die früher einmal einen Nutzen für Sie hatten oder an die Sie sich einfach nur gewöhnt haben, ohne dass sie Ihnen etwas Besonderes bedeuten, z. B. Dateien und Ordner, in die Sie länger als ein Jahr nicht mehr hineingeschaut haben.

In einem zweiten Schritt verbannen Sie alle die Dinge, mit denen Sie ungute Erinnerungen verbinden. Dinge, die Sie vielleicht nur aus Pflichtbewusstsein aufgehoben haben – etwa ererbte Möbel, Geschirr oder Bücher, Geschenke. Wenn Sie das bis hierher umgesetzt haben, sind Sie richtig schön in Schwung gekommen und können auf erste Erfolge zurückblicken. Das stärkt das Selbstvertrauen.

Im dritten Schritt bringen Sie dann Systematik in die Sache. Wenn Sie es mit einem Viel-zu-Viel an Sachen zu tun haben, dann nehmen Sie sich gezielt einen Raum nach dem anderen vor und dann pro Raum eine Zimmerwand nach der nächsten. Fangen Sie am besten in wenig genutzten Räumen an. Lassen Sie los, was Sie nicht glücklich macht, was Sie nicht tatsächlich für Ihr Wohlbefinden brauchen. Stück für Stück. Ecke für Ecke. Setzen Sie sich dabei zeitlich nicht unter Druck. Wenn Sie sich jeden Tag nur 15 Minuten Zeit dafür nehmen, Schneisen in den Dschungel des Viel-zu-Vielen zu schlagen, können Sie am Ende der Woche schon deutliche Entlastungserfolge wahrnehmen. Arbeiten Sie sorgfältig, um die Dinge, von denen Sie sich trennen werden, wohlwollend zu »verabschieden«. Das ist wichtiger, als alles möglichst rasch »abzuhaken«. Beglückwünschen Sie sich für jede ausgemusterte Altlast.

Auch bei einem Viel-zu-Viel an Dokumenten im Computer empfiehlt es sich, mit »einfacheren« Ordnern anzufangen und die Entscheidung bei denjenigen, von denen Sie sich schwer trennen können, erst dann vorzunehmen, wenn Sie sich im Entrümpeln schon warmgelaufen haben.

__Karen__ hat sich zu einer Radikalkur entschlossen. Für sie war es nicht praktikabel, Ordner für Ordner durchzugehen und immer *wieder Entscheidungen zu treffen. Allein die Vorstellung fand sie schon richtig, richtig nervig. Sie hat alles, ohne noch mal reinzuschauen, gelöscht und nur »Finanzen« und »Gesundheit« behalten. Das ist immer noch viel. Anschließend hat sie sich von diversen Newslettern und Infodiensten abgemeldet, um nicht gleich wieder zugeschüttet zu werden. Sie hat nur diejenigen behalten, die nützlich für den Job sind. Sie fühlt sich jetzt sehr entlastet, vor allem auch weil sie weiß, dass sie es ja jederzeit im Netz wiederfinden würde, falls sie tatsächlich etwas Bestimmtes brauchen sollte.*

Die folgenden zehn Fragen können Sie dabei unterstützen, die richtige Entscheidung zu treffen. Gleichgültig, ob es sich um Möbel, Bücher, Küchengeräte, Kleidung oder um Dokumente handelt.

BEHALTEN ODER LOSLASSEN

- Habe ich das jemals in Gebrauch gehabt?
- Habe ich es ein Jahr oder länger nicht gebraucht?
- Werde ich das je (wieder) brauchen?
- Hatte ich vielleicht schon vergessen, dass ich es überhaupt besitze?
- Löst der Gegenstand in mir ungute Gefühle aus?
- Wenn ich es weggebe, könnte ich es jederzeit leicht wiederbeschaffen?
- Ist es alt, hässlich, kaputt, veraltet oder nicht effizient?
- Habe ich etwas Gleichartiges oder Ähnliches, das ebenso gut oder besser ist?

- Könnte jemand anders es besser gebrauchen als ich?
- Welche andere Befürchtung habe ich, die mich abhält, mich davon zu trennen?

Oft hilft auch zu wissen, dass das, wovon man sich trennen will, in gute Hände kommt. Dann ab damit ins Gebrauchtwarenhaus, ins Antiquariat oder in die Kleiderkammer. Je entschlossener Sie sich von Unwichtigem, Unnötigem und Belastendem trennen, desto weniger müssen Sie sich künftig um all diese Dinge kümmern und befreien sich gleichzeitig auch vom Ballast der Sorge darum – eventuell auch von unguten Erinnerungen. Genießen Sie das befreiende Gefühl, rücken Sie ab von der Auf-Nummer-sicher-gehen-Mentalität und bewegen Sie sich in Richtung der Weniger-ist-mehr-Philosophie.

Mona hat lange gewartet, bis sie ihre Unlust in Aktion umwandeln konnte. Das ist häufig der Fall, wenn es um eine »Weg von«-Motivation geht, also um einen Zustand, den man beenden will. Dazu rafft man sich erst auf, wenn einen der derzeitige Zustand überaus nervt oder sogar unerträglich erscheint. Eine »Hin zu«-Motivation, also die Ausrichtung auf ein lockendes Ziel zu entwickeln, ist dann sehr hilfreich, um das, was verändert werden soll, nachhaltig in Angriff zu nehmen. Reines »Weg von« trägt in der Regel nicht weit. Sobald die Lage wieder halbwegs erträglich erscheint, erlahmt die Motivation zur Veränderung. Ein lockendes Ziel hingegen hält uns viel mehr bei der Stange.

__Hanne__ hat sich zum Ziel gesetzt, sich von den Erbstücken, Geschenken und Erinnerungsstücken zu trennen, die sie aus reinem Pflichtgefühl aufbewahrt. Zwar fühlt sie sich von etlichen Dingen regelrecht bedrängt und vereinnahmt, doch da ist eben diese innere Sperre. Weggeben heißt in Hannes Augen, undankbar zu sein und damit zu zeigen, dass die Beziehung ihr nichts bedeutet, so hat sie *es gelernt. Deswegen ist sie an dem Punkt auch immer an ihren Gewissensbissen gescheitert. Zwei Dinge erleichtern es ihr jetzt, sich trotzdem von all dem zu trennen, was sie nur aus Pflichtbewusstsein behalten hat. Das eine ist, sicher sein zu können, dass die Sachen in gute Hände kommen. Deswegen hat Hanne nun Kontakt zu einem Gebrauchtwarenhaus aufgenommen, das ihr sehr vertrauenswürdig erscheint. Der andere Aspekt ist, dass sie einen Plan aufgestellt hat, der vom Einfacheren zum Schwierigeren führt. Die Dinge, von denen sie sich am leichtesten trennen kann, gibt sie als Erstes weg, und dann kommen diejenigen dran, wo es ihr schwerer fällt. Wenn Gewissensbisse auftauchen, sagt sie sich immer wieder, dass die Gefühle für Menschen, die ihr viel bedeuten oder einmal bedeutet haben, nicht von aufbewahrten Gegenständen abhängig sind. Inzwischen fühlt sich das für sie auch schon viel stimmiger an. Die größte Unterstützerin für ihr Vorhaben ist ihre Tochter, die ganz begeistert ist von der Aussicht, dass sie und ihre Mutter ihre Umgebung neu gestalten werden – mit viel mehr Licht und freiem Raum.*

Mona *hat gleich zwei lockende Ziele für sich entdeckt. Das eine ist die bildhafte Vorstellung, wie einfach es sein wird, wenn sie im Alltag alles auf Anhieb findet: der Kleiderschrank übersichtlich sortiert, das Bücherregal übersichtlich geordnet, in der Küche alles übersichtlich untergebracht. Das zweite Ziel ist, aus dem Raum, der momentan als Abstellraum umfunktioniert ist, einen Raum für sich selbst zu machen. Mona hatte beim Durchführen ihrer Standortanalyse deutlich erkannt, dass sie so etwas einfach braucht: ein eigenes Refugium, einen Ort zum Kraftschöpfen.*
Ihre Familie davon zu überzeugen war nicht einfach. Sven und Angela hatten sich daran gewöhnt, dass das Haus eben vollgestellt war und viele Dinge herumlagen, weil es keinen Platz für sie gab. Monas Veränderungswunsch stieß nicht gerade auf Begeisterung.

Es taugte doch bisher – wozu etwas ändern? Mona rang den beiden ihr Okay dazu ab, das bisherige Gästezimmer zu entrümpeln und neu zu gestalten. In dem Raum war nichts aufbewahrt, was für die beiden einen besonderen Erinnerungswert gehabt hätte. Erst in einem zweiten Schritt wollte sie sich den Themen »Kleider«, »Bücher« und »Küchensachen« widmen, da dies Diskussionen mit Sven und Angela erforderlich machen würde.

Es wäre also von Vorteil, wenn Ihr Partner und die Kinder Ihre neue Einstellung unterstützen bzw. anfangs zumindest ohne Wenn und Aber akzeptieren. Erst später geht es darum, dass sie im Sinne einer aufgeräumten Umgebung für die ganze Familie selbst mehr Disziplin zeigen. Auch kleine Kinder können schon üben, alles, was sie hergeräumt haben, wieder ordentlich zu verstauen. Damit das gut klappt, ist es wichtig, dass jedes Ding einen festen Platz hat. Dies gilt genauso auch für Neuanschaffungen. Was immer wir anschaffen, beansprucht Raum in unserem Leben und in unserem Zuhause. Wozu diesen wertvollen Raum mit unbedachten Schnäppchenkäufen verschwenden? Und wer braucht schon die Selbstvorwürfe, die diese Fehler auslösen?

EINKAUFEN MIT KÖPFCHEN

Machen Sie vor jeder Anschaffung den Realitätscheck:

1. WERDE ICH ES GEBRAUCHEN, BENUTZEN, VERWENDEN?
Stellen Sie sich vor, wie Sie die neue Küchenmaschine auspacken, aufstellen und zum ersten Mal damit arbeiten.
Oder: Stellen Sie sich vor, wofür Sie das Infomaterial, das Sie gerade

downloaden wollen, konkret einsetzen werden. Fühlt sich das stimmig an? Erscheint es realistisch?

2. WERDE ICH ES OFT GENUG GEBRAUCHEN, BENUTZEN, VERWENDEN?

Wenn Sie beim Kauf der Küchenmaschine eigentlich schon wissen, dass sie nur zu ganz bestimmten Anlässen zum Einsatz kommen wird und dass die Reinigung umständlich ist, dann fragen Sie sich, ob sich der finanzielle Aufwand tatsächlich lohnt.
Beziehungsweise: Hat der Download des Infomaterials einen tiefer gehenden oder nur einen sehr oberflächlichen Nutzen?

3. WERDE ICH ES BALD GEBRAUCHEN, BENUTZEN, VERWENDEN?

Es kann durchaus Sinn machen, eine Weihnachtsdeko für den Garten im Frühling zum Sonderpreis zu kaufen – nämlich dann, wenn Sie genau wissen, dass Sie sie in der Weihnachtszeit auch tatsächlich einsetzen werden. Falls es nur ein »eventuell« oder ein »könnte« ist, der Schnäppchenpreis Sie aber spontan gelockt hat, dann nehmen Sie Abstand davon. Kaufen Sie keine solchen »einmaligen Angebote« nur um des Zuschnappens wegen.

4. WO WERDE ICH ES AUFBEWAHREN?

Hier wird's ernst. Wenn Sie vermeiden wollen, nach dem Entrümpeln wieder neu anzuhäufen, dann gibt's eine einfache Regel, die sich auf Bücher ebenso wie auf Kleidung oder was auch immer anwenden lässt: eins rein, eins raus. Für jedes neue Ding muss ein bisheriges ausgemustert werden.

Loslassen und gewinnen

Viel angehäuft haben, das einem den Blick auf Wesentlicheres verstellt, ist das eine. Zu erkennen, dass es vieles gibt, was unverwirklicht geblieben ist oder was man verpasst oder verloren hat, das andere. Vielleicht ist bei der Standortbestimmung (S. 76 ff.) einiges an unverwirklichten Wünschen, Vorstellungen und Zielen zutage getreten:

— wo etwas nicht so gelaufen ist, wie wir es gerne gehabt hätten;
— wo unsere Pläne von Unvorhergesehenem durchkreuzt wurden;
— wo uns im entscheidenden Moment der Mut verlassen hat;
— wo wir vor einem Dilemma standen und jetzt meinen, die falsche Entscheidung getroffen zu haben.

Wir haben Rollen eingenommen, mit denen wir uns wenig identifizieren konnten, weil die Umstände es so verlangten, weil wir keine Alternative dazu sahen oder weil wir es einfach nicht besser wussten, so wie sich Karen als Arzthelferin wiederfand, ohne dass sie diesen Beruf aus eigenem Antrieb heraus gewählt hatte.

In der Lebensmitte drängen sich oft Fragen auf wie diese:

— Wie anders hätte sich mein Leben wohl entwickelt,
— wenn ich, statt eine Lehre zu machen, die Schule bis zum Abitur durchgehalten und dann studiert hätte?
— wenn ich, statt in meinen Heimatort zurückzugehen, in der Stadt geblieben wäre?
— wenn ich meinen ersten Freund geheiratet hätte, statt mich von ihm zu trennen?

– wenn ich diese unsinnige Investition nicht gemacht hätte, bei der ich meine ganzen Ersparnisse verloren habe?

Hätte ... Wäre ... Wenn ... Oft sind wir versucht zu denken, dass es am anderen Zweig des Entscheidungsastes besser für uns gelaufen wäre. Doch letztlich wissen wir nicht, wie es weitergegangen wäre, ob es tatsächlich etwas für uns gewesen wäre oder auch nicht, ob es in der Situation überhaupt ein Richtig oder Falsch gegeben hat. Doch wir können sehr wohl einschätzen, was unsere Entwicklung befördert hat und was nicht.

In der Lebensmitte tritt das, was wir als Fehlentscheidung, Versäumnis und Verlust werten, besonders deutlich ins Bewusstsein, denn es ist klarer als beispielsweise mit Anfang 20 oder Anfang 30, dass das Leben irgendwann zu Ende und unsere Zeit somit begrenzt ist.

In verschiedenen Studien haben Wissenschaftler herausgefunden, dass die Lebenszufriedenheit in einer Art U-Kurve verläuft. Als junge Erwachsene um Anfang 20 – nach der Entscheidung für eine Ausbildung oder dafür, ein Studium aufzunehmen – sind die meisten optimistisch, haben Vertrauen in die Zukunft und sind begeistert davon, eigene Wünsche und Vorstellungen realisieren zu können. Man ist ungebunden und frei von vielen Verpflichtungen, die in späteren Jahren eine Rolle spielen werden. In dieser Lebensphase kümmert man sich um sein Fortkommen und die Partnerwahl. Mit Kindheit und Jugend liegen zwei Jahrzehnte hinter einem, in denen man sich Freiheit und Unabhängigkeit erobert hat. Vor einem liegen Karriereziele und viele Möglichkeiten, das eigene Leben zu gestalten. Das macht zuversichtlich, zumindest die meisten.

Dann folgt der U-förmige Verlauf. Man bewegt sich kontinuierlich auf die Midlife-Crisis zu. Mit dem Voranschreiten der Lebenszeit und dem Vergleichen zwischen Wünschen und Wirklichkeit stellen viele zwischen 40 und 50 fest, dass von ihren Wünschen und Vorstellungen etliches auf der Strecke geblieben ist. Den Studien zufolge ist die Talsohle des »U« mit ca. Mitte 40 erreicht. Viele finden sich nun in Lebensrollen wieder, in denen sie den Eindruck haben, sich fernab von dem zu bewegen, was sie einst angestrebt hatten. Sie realisieren, was sie alles bisher noch nicht erreicht haben, und befürchten, dass sie es auch nie erreichen werden.

Dieses Muster der U-Kurve zeichnet sich in vielen Lebensläufen ab. Es hängt stark damit zusammen, welche Entscheidungen in den frühen Jahren getroffen wurden: die berufliche Festlegung, die Wahl des Lebenspartners, die Entscheidung pro oder kontra Kinder. Nun halten Job und Partnerschaft vielleicht nicht mehr, was man sich einmal davon versprochen hatte. Eine Reihe von Verpflichtungen ist eingegangen worden, die nun nicht leicht aufzukündigen sind. Das führt dazu, sich enttäuscht, unfrei und unzufrieden zu fühlen. Gefühle, die auch Mona und Karen nur allzu gut kennen.

Lange hielten Wissenschaftler die Midlife-Crisis für einen Mythos. Wie Lebensverlaufsforscher herausfanden, scheint es jedoch tatsächlich eine Art Talsohle zu geben, die Menschen überall in der Welt mit einer gewissen statistischen Wahrscheinlichkeit durchleben. Darauf deutet eine Reihe von internationalen Studien hin. Das Lebensalter zwischen 40 und 50 ist eine Zeit des Wandels, in der viele anfällig sind für einen Zustand, der durchaus als »Midlife-Crisis« bezeichnet werden kann. Natürlich ist eine solche Talsohle keineswegs etwas Zwangsläufiges oder für jeden Einzelnen in gleicher Weise spürbar. Dass es zu einer Krise kommt, in der eine Lebensbilanz gezogen wird und man den Eindruck hat, am »Eigentlichen« vorbeigelebt zu haben, ist aber nichtsdestotrotz in der Mitte des Lebens wahrscheinlicher als in anderen Lebensphasen.

Manche Forscherinnen und Forscher sehen die Lebensmitte als eine ähnlich turbulente Zeit an wie die Pubertät. Auch deutet vieles darauf hin, dass Menschen, die bereits in der Pubertät mit Identitäts- und Anpassungsproblemen zu kämpfen hatten, auch in der Lebensmitte öfter in eine Krise geraten als Menschen, die sich bereits damals gute Bewältigungsstrategien angeeignet hatten. Doch auch wenn die Pubertät eine einzige Achterbahnfahrt mit jeder Menge Frust und Verwirrung gewesen ist: In der Lebensmitte haben wir seit damals viel dazugelernt und wissen, dass wir trotz äußerer Zwänge vieles selbst in der Hand haben. Und es gibt noch einen Trost: Wird die Talsohle, das Tief des »U«, erfolgreich gemeistert, geht es anschließend wieder bergauf mit der Lebenszufriedenheit.

Diese Lebensrollen passen jetzt zu mir

Im Zusammensein mit anderen Menschen erfüllen wir eine ganze Reihe von unterschiedlichen Lebensrollen oder Funktionen. Der Begriff »Lebensrolle« steht dabei für einen Verantwortungsbereich, den wir angenommen haben und dem wir gerecht werden wollen oder auch gerecht werden müssen. Obgleich natürlich jeder und jede von uns stets ein und derselbe Mensch ist, so zeigen wir doch in unterschiedlichen Situationen ganz bestimmte Facetten unserer Person, und andere Facetten leben wir dort nicht aus. Als Bankangestellte verhalten wir uns anders denn als Mutter und als Mutter anders denn als Vereinsmitglied. Welche Lebensrollen wir innehaben und wie wir diese Rollen selbst sehen, prägt uns und auch unseren Alltag, ja überhaupt unser Leben. Deshalb ist es sinnvoll, uns klar darüber zu werden, welche Lebensrollen wir innehaben und was dies jeweils nach sich zieht.

DIE VIELFALT DER LEBENSROLLEN

Welche unterschiedlichen Lebensrollen für Sie von Belang sein könnten, welche wichtig für Sie sind und welche eher nicht, wird an der folgenden Auflistung deutlich.

Mögliche Rollen könnten beispielsweise sein:

- Mutter, Tochter, Schwester, Enkelin, Tante, Nichte etc.
- Freundin, Bekannte, Nachbarin
- Lebenspartnerin, Ehefrau, Single
- Angestellte, Chefin, Freiberuflerin
- Berufstätige, Mitarbeiterin, Untergebene, Abteilungsleiterin
- Rechtsanwältin, Fachverkäuferin, Sachbearbeiterin etc.
- Naturfreundin, kulturell Interessierte, sportlich Aktive
- Christin, Buddhistin, Muslima, Jüdin, Atheistin, Anhängerin einer Naturreligion
- Gemeindemitglied, Vereinsmitglied, Verbandsmitglied
- Mitglied einer Partei oder einer Bürgerinitiative
- Inhaberin eines politischen Mandats, z. B. Stadträtin, Kreisrätin, Bezirksverordnete
- Hobbyköchin, Seglerin, Squashspielerin, Tangotänzerin
- Malerin, Autorin, Bildhauerin, Musikerin, Poetryslammerin
- Weltbewohnerin, Europäerin, Deutsche, Mecklenburgerin
- Hamburgerin, Berlinerin, Kölnerin, Kiezbewohnerin usw.

Manche unserer Lebensrollen, große wie kleine, selbst gewählte wie zugewiesene – von unserer Familie oder der Kultur, in der wir groß geworden sind –, haben wir mit vielen anderen Menschen gemeinsam, andere sind eher speziell. Sie sind beispielsweise Berufstätige, Freiberuflerin, Lebenspartnerin, vielleicht auch Mutter und/oder Schwester, auf jeden Fall Kind und vieles mehr. Nehmen Sie sich etwas Zeit und schreiben Sie auf, welche Rollen in Ihrem Leben momentan wichtig sind. Wenn Sie Ihren eigenen Lebensweg und Ihre Lebensthemen besser verstehen wollen, können Sie sich dann für jede Lebensrolle fragen, wie es in diesem Bereich um Ihre Erwartungen bestellt ist und wie erfüllend oder nicht erfüllend Sie diese Rolle aktuell erleben.

UPDATE DER LEBENSROLLEN

In welchen Lebensbereichen sind Sie besonders aktiv oder werden besonders gefordert? In der nachfolgenden Tabelle listen Sie in der ersten Spalte untereinander Ihre Lebensrollen auf und halten in der folgenden Spalte anhand einer Skala von 0 bis 3 spontan fest, welche Erwartungen Sie mit dieser Rolle verbinden.

0 = keine Erwartungen
1 = wenig Erwartungen
2 = einige Erwartungen
3 = viele Erwartungen

Ähnlich verfahren Sie mit Spalte 3, wo es darum geht, wie erfüllend Sie die jeweilige Lebensrolle erleben.

0 = überhaupt nicht erfüllend
1 = wenig erfüllend
2 = ab und zu erfüllend
3 = sehr erfüllend

Lebensrolle	Erwartung	Erfüllung
1.		
2.		
3.		
4.		
5.		
6.		
7.		
8.		
9.		
10.		
11.		
12.		
13.		
14.		

In welchen Lebensrollen gibt es Dissonanzen, die Sie als unbefriedigend erleben? Wo haben Sie Erwartungen, die nicht oder nur wenig erfüllt werden? Fehlen Ihnen bestimmte Bereiche gänzlich, wo Sie gerne eine Lebensrolle einnehmen würden? Oder möchten Sie vielleicht in bestimmten Lebensrollen endlich wirklich ankommen (z. B. in einer Partnerbeziehung) oder die Rolle umgestalten?

Denken Sie daran, dass Sie Ihr Leben auch um neue Lebensrollen erweitern können. Nehmen Sie dazu Ihre Aufzeichnungen zum Lebensteppich (S. 79 ff.) zur Hand. Vielleicht entdecken Sie darin eine Lebensrolle, die Ihnen einmal viel Befriedigung gegeben hat und die Sie – gegebenenfalls in anderer Form – nun wieder aktivieren könnten. Gehen Sie dann daran, zugunsten dieser neuen oder wiederentdeckten Lebensrolle(n) andere loszulassen, die Sie als wenig oder gar nicht mehr erfüllend erleben. Richten Sie sich dabei wieder ganz nach Ihrem Gefühl.

Fragen Sie sich:

– In welchen meiner Lebensrollen fühle ich mich besonders wohl, weil ich hier meine Stärken einsetzen kann? Welche Rollen sind das und welche Stärken setze ich hier ein?
– Von welchen Lebensrollen fühle ich mich überfordert?
– Welche meiner Lebensrollen möchte ich im Grunde gar nicht (mehr) innehaben?
– Welche Rollen laufen ohne besonderen Einsatz meinerseits nebenher mit?
– Auf welche Rollen kann ich verzichten?
– Welche neuen oder wiederentdeckten Lebensrollen würde ich künftig gerne mehr in den Vordergrund stellen?

Natürlich gibt es immer auch Rollen, die Sie nicht einfach ablegen können, wie beispielsweise Ihre Rolle als Mutter, wenn die Kinder minderjährig sind und noch im Haus wohnen, oder Ihre Rolle als Tochter, wenn ein Elternteil pflegebedürftig ist und versorgt werden muss. Hier gilt es dann zu überlegen, was Sie unternehmen könnten, um die entsprechende Rolle als weniger belastend zu erleben.

***Hanne** sieht sich darin bestätigt, Hilfe bei der Pflege ihrer Mutter zu suchen. Sie hat nun nicht mehr so viel Scheu davor wie noch vor einigen Wochen. Da hatte sie es eher für ein Versagen gehalten, sollte sie dieser Aufgabe nicht allein gerecht werden. Seitdem sie einen Termin zum Feststellen der Pflegestufe vereinbart hat, ist sie etwas ruhiger geworden. Auch die Hitzewallungen haben, wie ihr scheint, etwas nachgelassen. Ob das nun etwas mit ihrer Entscheidung zu tun hat oder nicht: Hanne fühlt sich wohler.*

Betrachten Sie jene Ihrer Lebensrollen, wo Sie Handlungsspielraum sehen und entscheiden können, ob Sie etwas verändern wollen, und wenn ja, was genau. Sie können sich neue Schwerpunkte setzen, indem Sie sich – spielerisch – die ideale Zukunft vorstellen, der Sie sich nähern möchten. Lenken Sie Ihre Gedanken und Fantasien nacheinander auf die Bereiche und die Lebensrollen, die Sie in dem jeweiligen Bereich einnehmen möchten. Greifen Sie dabei auch auf Ihre Aufzeichnungen zu der Übung »Update der Lebensrollen« (S. 120 f.) zurück. Eventuell ist anhand Ihrer Ergebnisse schon alles klar, und Sie kennen die Lebensrollen, die Sie als wichtig für die Zukunft werten. Vielleicht haben Sie auch noch Klärungsbedarf, und dann kann das Reflektieren der Lebensbereiche hilfreich sein. Sie müssen dabei keineswegs jeden dieser Punkte mit einer Rolle bedenken. Es ist nur als Denkanstoß gedacht.

1. Beruf bzw. hauptsächliches Tätigkeitsfeld
2. Partnerbeziehung
3. Familie
4. Freundschaften
5. Freizeit
6. Gesundheit und Wohlbefinden
7. Kreativität
8. ...

Bedenken Sie bei der Auswahl Ihrer Lebensrollen bitte auch, dass sich Zeitknappheit und Stress meist dadurch verdichten, wenn zu viele Lebensrollen auf einmal gewählt werden, denn jede Lebensrolle zieht Anforderungen, Aufgaben und Pflichten nach sich. Der amerikanische Managementtrainer Steven R. Covey geht davon aus, dass der Versuch, mehr als maximal sieben Lebensrollen bewusst und aktiv zu gestalten, problematisch wird. Dies geht zulasten der persönlichen Lebensqualität. Also fragen Sie sich:

- Welche maximal sieben Lebensrollen will ich künftig aktiv gestalten?
- Welche Lebensrollen will ich künftig nur noch passiv mitlaufen lassen?
- Von welchen Lebensrollen will ich mich ganz verabschieden?

*Für **Karen** ist klar, dass sie nicht in ihren Beruf als Arzthelferin zurückkehren und auch nicht ohne eigene Erwerbstätigkeit einfach so weitermachen will, nur wohin es genau gehen soll, weiß sie noch nicht. Eine ihrer neuen Lebensrollen ist es, sich als Kreative zu sehen. Sie will etwas Eigenes schaffen. Klar ist auch, dass es sie mehr zur Gestaltung hinzieht als zu Handarbeit, Schreiben oder Musik. Darüber hinaus denkt sie an eine Ausbildung oder Weiterbildung, etwas, was berufsbegleitend bzw. in ihrem Fall eben »familienbegleitend« funktionieren kann.*

»Je ne regrette rien«

Natürlich ist es verständlich, dass man sich über versäumte Chancen, falsche Entscheidungen und Irrwege grämt, aber es macht Sie nicht glücklicher, ganz im Gegenteil. Was glücklicher macht, ist der Blick auf die Haben-Seite, verbunden mit der Einsicht, dass nichts selbstverständlich ist, weder das Dach über dem Kopf, noch, immer genug zum Essen zu haben, noch, eine gute Bildung und Ausbildung genossen zu haben. Es ist nicht unser Verdienst, in dieser Ecke der Erde zur Welt gekommen zu sein, wo all das möglich ist. Es gibt viele Länder weltweit, in denen Menschen von solchen paradiesischen Zuständen nur träumen können.

Da ist es nur konsequent, dankbar zu sein. Mögen noch so viele Probleme in unserem Leben ungelöst sein, es gibt immer auch

Gründe für Dankbarkeit: dass wir schwierige Situationen bewältigt haben; dass wir manchmal auch ein unverschämtes Glück hatten; dass es Menschen gibt, denen wir etwas bedeuten, und, und, und … Manchmal ist es nicht so leicht, die Pluspunkte auch zu erkennen, und doch gibt es bei jeder von uns vieles, was gut gelaufen oder einfach schön ist. Wir haben uns nur so daran gewöhnt, dass wir dies als selbstverständlich betrachten.

Meist ruht der Fokus der Aufmerksamkeit auf dem, was nicht funktioniert und uns ärgert oder deprimiert, viel seltener auf dem, was eigentlich gut und schön ist in unserem Leben. Und wenn es jetzt Zeit zum Bilanzziehen ist, dann sollte keinesfalls die Habenseite vergessen werden. Um diese zu erkennen und wertzuschätzen, gibt es einen kleinen Umweg, der direkt hin zu den sonnigen Seiten des eigenen Lebens führt. Fragen Sie sich einfach mal, was Sie vermissen würden, wenn es nicht mehr da wäre.

EXISTENZIELLE DINGE AUF DER HABENSEITE

Denken Sie jetzt an ganz alltägliche Dinge, etwa an

- Ihre Wohnung oder Ihr Haus;
- Ihren Job;
- Ihr Auto oder andere Besitztümer, die Ihnen wichtig sind;
- Ihren Partner, Ihre Familie, Ihren Freundeskreis oder auch die Demokratie, in der wir leben.

Stellen Sie sich nun vor, was geschehen würde, wenn all das unwiederbringlich für Sie verloren wäre. Was heißt: ohne Dach über dem Kopf leben, arbeitslos sein, nichts besitzen und völlig isoliert sein –

und das noch dazu in einer Diktatur, in der bürgerliche Rechte nicht existieren.

Drastisch? Mag sein. Doch es schärft den Blick dafür, dankbar zu sein und den Fokus eher auf das zu richten, was gut in unserem Leben ist, als auf das, was Anlass zu Unzufriedenheit und Sorge gibt. Mag sein, dass Sie an Ihrer Wohnung einiges auszusetzen haben oder Sie sich oft über Ihren Chef ärgern, aber Arbeitslosengeld II zu beziehen oder ohne Wohnung dazustehen zöge ungleich mehr Probleme nach sich. Dankbarkeit blockiert auch keineswegs Veränderungsvorhaben. Auch wenn Sie dafür dankbar sind, eine Wohnung zu haben, und diese etliche Wünsche unerfüllt lässt, können Sie sich natürlich trotzdem um eine Verbesserung Ihrer Wohnsituation bemühen. Dankbarkeit meint nicht ein ergebenes Verharren im Stillstand, sondern das Gute an der Situation wertzuschätzen.

***Mona** fühlt sich durch den Blick auf die Habenseite Ihres Lebens besänftigt. Sie erkennt, dass sie tatsächlich vieles Schöne als selbstverständlich hingenommen hat. Dass sie und ihr Mann Sven sich nach all den gemeinsamen Jahren noch so gut verstehen und einander auch sexuell viel zu geben haben. Dass weder er noch sie mit einer schweren Krankheit zu kämpfen hat und auch sonst keine schweren Sorgen das tägliche Miteinander trüben. Auch an dem schönen gemeinsamen Haus hat Mona in erster Linie die Arbeit gesehen, die es macht, alles in Schuss zu halten und den Garten zu pflegen. Auch dass die Kinder sich so gut entwickelt haben, ist keineswegs selbstverständlich, sondern ein Grund, sich zu freuen. Auch Monas Blick auf die Wechseljahre hat sich verändert. Sie sagt sich, dass eben jede Frau älter wird, jede Frau in die Wechseljahre kommt und jede Frau es mit Alterserscheinungen zu tun bekommt – die eine früher, die andere später. Es erscheint ihr* *nun nicht mehr als dramatisch, dass sie eben unter denen ist, die früher dran sind mit den Wechseljahren.*

Eine dankbare Haltung kann auch eine gute Taktgeberin im Alltag werden. Es gibt jeden Tag viele Gelegenheiten, dankbar zu sein. Halten Sie im Laufe des Tages öfter mal inne und überlegen Sie sich, was gerade stimmig, angenehm oder erfreulich ist und wofür Sie dankbar sein könnten. »Count your blessings«, sagt man in den USA dazu. »Zähle das, womit du gesegnet bist.« Alles, was wir erleben, hat seine positiven und negativen Seiten, und auch jeder noch so problematischen Situation lässt sich etwas Gutes abgewinnen – und sei es nur, dass sie eine Lernerfahrung darstellt. Letztlich ist es Ihre Entscheidung, unter welchem Blickwinkel Sie die Dinge betrachten und welcher Aspekt für Sie im Vordergrund steht. Wenn Sie die Perspektive der Dankbarkeit auch darauf anwenden, wie Sie Vergangenes wahrnehmen und interpretieren, dann hilft Ihnen das dabei, mit erfahrenem Leid und Unrecht Frieden zu schließen.

Frieden machen mit alten Schmerzen

Was uns im Leben an Kummer, Ungerechtigkeiten und schmerzlichen Erfahrungen begegnet, können wir oft wenig oder gar nicht beeinflussen. Verletzungen, die uns von anderen absichtlich oder unabsichtlich zugefügt wurden, beschäftigen uns oft immer wieder aufs Neue. Wenn wir uns nicht davon zu lösen vermögen, kann uns dies letztlich auch krank machen. Auch wenn wir auf das Geschehene selbst keinen Einfluss hatten, so können wir doch entscheiden, welchen Stellenwert wir diesen schmerzlichen Ereignissen geben.

Es gibt Menschen, die ein Leben lang über ihnen zugefügtes Unrecht grübeln und ihren Frust und Zorn darüber immer wieder von Neuem schüren. Andere machen sich über Jahre und Jahrzehnte hinweg Vorwürfe, weil sie in einer bestimmten Situation eine falsche Entscheidung getroffen haben, die gravierende Beeinträchtigungen für das eigene Leben oder für das Leben anderer nach sich zog. Sie können sich selbst nicht vergeben. »Hätte ich doch bloß ...«, »Wäre ich doch nur ...«, summt es ständig im Kopf. Wenn der bloße Gedanke daran, dass man doch hätte anders handeln sollen, einen wie mit Zauberhand in der Zeit zurückbeamen würde, dann wären wir wohl ein Volk mit vielen Zeitreisenden.

Vielleicht fühlen Sie sich von einem anderen Menschen so verletzt, dass es Ihnen unmöglich erscheint, das Erlebte loszulassen. Es ist, als hätten Sie eine Art inneres Videoband oder ein Hörbuch installiert, wo immer wieder abgespielt wird, was der andere damals sagte und wie Sie selbst darauf reagierten, womit der andere dann konterte und was Sie selbst daraufhin getan haben. Und wenn es geendet hat, fängt es wieder von vorne an. So bleibt die Energie an einer solchen Situation hängen, ohne dass sich irgendetwas ändert. Damit schaden Sie sich selbst.

In der Lebensmitte hat sich viel angesammelt, Schönes wie Schweres und auch sehr Unangenehmes. Wer nicht vergeben kann, für den schmeckt das Leben bitter. Wenn dann kein Perspektivenwechsel vorgenommen wird, vertieft sich das mit voranschreitendem Alter immer weiter. Sich immer wieder alte Kränkungen und Verletzungen vor Augen zu halten schädigt den ganzen Organismus nachhaltig. Wer Gefühle wie Ärger, Zorn und Wut – auch dann, wenn sie berechtigt sind! – nach angemessener Zeit wieder loslassen kann, lebt froher und entspannter.

__Karen__ hat schließlich erkannt, dass sie es zwar nicht rückgängig machen kann, in einem Beruf gelandet zu sein, der ihr wenig bedeutet, aber sie sieht auch, dass sie jetzt die Chance hat, daraus zu lernen und nun eigenständig zu entscheiden, was sie künftig in den

Vordergrund ihres Lebens stellen will. Jede von uns kann innehalten, das Geschehen als ein Stück gelebtes Leben akzeptieren und innerlich loslassen und sich überlegen, welche Optionen sie jetzt hat.

Hanne *hat ihren Frieden gemacht mit dem Scheitern ihrer Ehe und blickt mittlerweile mit Gelassenheit auf diese Zeit zurück. Ihr ist klar, dass sie ihren suchtkranken Partner, der es mit allem Beistand und aller Unterstützung nicht schaffte, sich aus seiner Abhängigkeit zu lösen, nicht hätte »retten« können und dass sie die Situation bis an ihre eigenen Grenzen gebracht hatte. Sie sagt sich heute, dass sie dies vielleicht hätte etwas eher erkennen können, ist aber froh, den entscheidenden Schritt dann doch getan zu haben. Eine solche Erfahrung ist nichts Ungewöhnliches.*
Viele Frauen haben Ähnliches erlebt. Und auch sie haben wie Hanne Beteuerungen und haltlosen Versprechungen wider besseres Wissen Glauben geschenkt und sind davor zurückgescheut, in eigener Verantwortung einen Schnitt zu machen. Andere Frauen wiederum haben in ihrer Partnerschaft oft mit anderen, nicht weniger gravierenden Problemen zu kämpfen. Hanne ist heute der Überzeugung, dass fast jede etwas hat, was ihr zu schaffen macht und was sie letztlich auch herausfordert, daran zu wachsen.

Mona *hat in ihrer Standortanalyse erkannt, dass sie wegen der Situation in ihrer Familie schon ganz früh stark gefordert wurde und dass sie das sehr geprägt hat. Lange Zeit war sie davon überzeugt, nicht Kind sein zu dürfen. Da ihre Mutter früh gestorben war, hatte man von ihr erwartet, für die zwei jüngeren Geschwister ersatzweise eine Art Mutterrolle einzunehmen. Der Vater war viel auf Montage, und es hatte sich zwar auch eine Tante etwas um die drei Kinder gekümmert, aber im Wesentlichen hing alles an Mona, die damals elf Jahre alt war. Ihre Geschwister waren erst* *vier und sechs Jahre alt. Mona hätte alles getan, um ein Auseinanderreißen der kleinen Familie zu verhindern, und so hat sie um des Zusammenbleibens willen lieber ein Übermaß an Verantwortung getragen. Was Spiele, Hobbys und freie Zeit anging, war kaum etwas möglich. Sie war eigentlich immer »im Dienst«, immer angespannt, immer auf dem Sprung. Lange Zeit fühlte sie sich fast schon verbittert, weil sie nicht Kind hatte sein dürfen. Es war fast schon so etwas wie ein Mantra. Jetzt beginnt Mona, das ganz anders zu sehen. Es war ein Erfolg, dass alle drei Geschwister zusammenbleiben konnten, dass aus jedem von ihnen etwas geworden ist. Sie ist gut in ihrem Job, weil sie es versteht, vieles auf den ersten Blick zu erfassen, zu organisieren, zu kombinieren und schnell die Spreu vom Weizen zu trennen. Und genau das hat sie in der Zeit als »Ersatz-Mutter« gelernt. Durch diesen veränderten Blick auf das Vergangene verändert sich auch ihr Blick auf die jetzigen Bedürfnisse, Chancen und Möglichkeiten.*

Wer es sich angewöhnt, innerlich immer mal wieder einen Schritt zurückzutreten und das eigene Leben mehr von einer allgemeinen menschlichen Warte aus zu betrachten, der tut sich leichter damit, sich selbst und anderen zu vergeben und Frieden mit dem zu schließen, was geschehen ist.

Vergebung nützt in erster Linie dem, der vergibt. Es geht dabei nicht darum, sich mit dem Verhalten eines anderen, durch das einem Schaden zugefügt wurde, im Nachhinein einverstanden zu erklären. Vielmehr geht es bei Vergebung darum, den Schmerz loszulassen, damit er Gegenwart und Zukunft nicht länger mit einem trüben Schleier überziehen kann. Wenn Sie jemandem vergeben, verändern Sie gleichzeitig etwas in sich selbst. Es setzt Lebensenergie frei, die bisher in diesem alten Groll gebunden war. Indem Sie vergeben, tun Sie viel für sich selbst.

Wie aus über 40 Studien im Rahmen der »Vergebensforschung« in den USA hervorgeht, hat Vergeben auch eine deutlich erkennbare gesundheitsfördernde Wirkung.

WIE VERGEBEN GESUND MACHEN KANN

In den verschiedenen Studien konnten unter anderem folgende Zusammenhänge nachgewiesen werden:

- Vergeben senkt den Blutdruck und den Spiegel des Hormons Kortisol im Blut, das im Zusammenhang mit Stressreaktionen ausgeschüttet wird.
- Vergeben wirkt sich normalisierend bei Übergewicht aus.
- Vergeben wirkt heilsam bei Kopfschmerzen, Schlafstörungen, Schwindelgefühlen und anderen psychosomatischen Beschwerden.
- Vergeben hilft gegen Rückenschmerzen und Depressionen und wirkt der Entwicklung von chronischen Schmerzen entgegen.
- Verzeihen fördert die Rehabilitation von Patienten mit Wirbelsäulenerkrankungen.

Vergeben bedeutet zu akzeptieren, dass schmerzliche Erlebnisse, Enttäuschungen und Verluste zum Leben dazugehören. Ein solcher Blickwechsel auf das Geschehene kann natürlich an der Vergangenheit nichts ändern oder die Beziehung zu jemandem »reparieren«, der uns enttäuscht und verletzt hat. Vielleicht befürchten Sie, durch Vergeben würden Sie dem anderen signalisieren, dass Sie sein Verhalten gutheißen würden. Doch das Gegenteil ist der Fall: Sie signalisieren, dass Sie souverän und selbstbewusst genug sind, sogar etwas zu vergeben, das Sie nicht gutheißen und das Ihnen wehgetan hat. Vergeben hat nichts mit Schwäche zu tun, sondern ist ein Ausdruck von Stärke.

Vergebung ist keine Vorstufe von Versöhnung, sondern etwas, was wir zu unserem eigenen Besten tun. Eine Versöhnung *kann* eine Folge einer vollzogenen Vergebung sein, *muss* aber nicht. Es heißt eben nicht, dass Sie den Menschen, der Sie gekränkt oder gedemütigt hat, künftig mögen und wertschätzen sollten. Es meint auch nicht, dass Sie akzeptieren müssten, was der andere getan hat – bestimmte Verhaltensweisen sind einfach nicht gutzuheißen.

Vergeben lässt sich lernen

Wenn Sie Vergebung als etwas sehen können, das Sie dem anderen zurückgeben, weil es im Grunde seine eigene Baustelle ist und nicht Ihre, dann erleichtert dies den Einstieg in den Prozess des Loslassens enorm. So können Sie Vergebung vielleicht eher nutzen, die alten Wunden heilen zu lassen, die Ihr Wohlbefinden und Ihr Weiterkommen behindern. Wenn Sie vergeben, sagen Sie dem anderen damit eigentlich: »Ich gebe dir das zurück, was du getan hast, weil ich nicht darin stecken bleiben will.«

Vergebung stärkt und heilt und führt heraus aus dem Gefühl, ein wehrloses Opfer zu sein, führt heraus aus der Lähmung, der Angst und der Bitterkeit. Vergeben heißt, auf Rache und Vergeltung zu verzichten, um sich nicht selbst den destruktiven Folgen ständiger Aufwallungen von ohnmächtiger Wut und den damit verbundenen Hassgefühlen auszuliefern. Vergeben geht einher mit Entspannung, seelischem und körperlichem Wohlbefinden. Vergeben sollte man also vor allem auch sich selbst zuliebe lernen und üben.

KLEINER VERGEBENSLEITFADEN

1. Denken Sie an ein Kränkungserlebnis, wo Sie sich verletzt, betrogen oder gedemütigt gefühlt haben. Identifizieren Sie die für Sie damit verbundenen Gefühle, z. B. Ärger, Angst, Wehrlosigkeit usw.

- Was genau hat Sie getroffen?
- Welche Bemerkung oder Handlung hat Sie getroffen, beleidigt, aus der Fassung gebracht?

Schreiben Sie auf, worum es sich handelt und was in dieser Situation für Sie das Schlimmste war.

2. Fragen Sie sich: »Habe ich selbst etwas dazu beigetragen, dass jemand mich so verletzen konnte? Was könnte das sein?«
Dabei geht es nicht darum, dass Sie »Schuld« am Geschehen haben, sondern darum, dass Sie erkennen, was Ihre Rolle dabei war. Halten Sie Ihre Gedanken dazu schriftlich fest und beginnen Sie die Sätze mit: »Es könnte sein, dass ...«
Sinn dieser Übung ist zu erkennen, wo Sie selbst vielleicht Lernbedarf haben, was bestimmte Fähigkeiten und Fertigkeiten angeht, die Sie künftig mit ähnlichen Situationen besser zurechtkommen lassen.

Bisher waren Sie es – wie wir alle – gewohnt, auf eine bestimmte Art und Weise zu handeln, doch es gibt wahrscheinlich noch andere Möglichkeiten, mit der Situation umzugehen, darunter auch solche, die Ihnen nützlicher sind als Ihre gewohnte Umgangsweise. Machen Sie auch hierzu eine kleine schriftliche Sammlung und beginnen Sie die Sätze mit: »Es wäre gut, wenn ich ...«

3. Nun versetzen Sie sich in die andere beteiligte Person und fragen Sie sich, was aus deren Perspektive dazu geführt haben könnte, dass sie sich so verhalten hat? In welcher Verfassung war sie damals? Können Sie die Motive und die Umstände nachvollziehen? Welche Gründe hatte die andere Person, so zu handeln? Zeichnen Sie einen Kreis und schreiben Sie den Namen der beteiligten Person hinein und alles, was Ihnen dazu einfällt, um diesen Kreis herum. Können Sie Verständnis für die damalige Situation dieser Person aufbringen? Wenn es mehrere an der Situation Beteiligte gab, führen Sie das mit jeder der beteiligten Personen durch.

4. Denken Sie daran, dass Vergebung nichts mit Schwäche zu tun hat, sondern ein Ausdruck von Souveränität ist. Auf altem Groll festzusitzen ist viel einfacher. Sie vergeben dem anderen in erster Linie für sich selbst und zum Wohl Ihrer Gesundheit. Es bedeutet nicht, dem anderen einen Freibrief für weitere Kränkungen auszustellen.

5. Wenn Sie so weit sind, dann stellen Sie sich die entsprechende Person vor und sagen ihr probehalber etwas wie: »Dein Verhalten hat mir wehgetan. Es hat mir sehr geschadet. Ich kann es jetzt aus deiner Sicht nachvollziehen, dass du das getan hast, auch wenn ich es nicht gutheißen kann und nicht gutheißen will.« Oder: »Ich bin jetzt bereit loszulassen. Ich erlaube es diesem alten Groll nicht länger, Einfluss auf mein Leben zu nehmen. Ich befreie mich von diesem Schmerz und vergebe.« Oder finden Sie Ihre eigenen Worte dafür, um auszudrücken, was Sie fühlen. Wie ist das für Sie? Fühlt es sich stimmig an oder gibt es in Ihrem Inneren noch Vorbehalte?
Wenn es Vorbehalte gibt, schreiben Sie diese auf. Überlegen Sie, worin sie bestehen und was es Ihnen erleichtern könnte, sie aufzulösen. Lassen Sie sich auch die Vorteile des Vergebens noch einmal durch den Kopf gehen.

6. Treffen Sie nun eine klare Entscheidung, ob Sie auch wirklich vergeben wollen. Schaffen Sie es, Gedanken an das Geschehene loszulassen? Können Sie die quälenden Gefühle, die damit verbunden sind, von sich weisen? Sind Sie bereit, einen Schlussstrich zu ziehen? Wenn Sie sich noch nicht bereit fühlen, dann gestehen Sie sich dies zu und machen Sie in ein paar Wochen einen neuen Anlauf.

7. Wenn Sie zum Vergeben bereit sind, nehmen Sie ein Foto der Person oder ein Symbol, das für sie steht, und sagen Sie diesem Foto oder Symbol: »Ich bin bereit, dir zu vergeben.« Auch wenn bei diesen Worten innerlich zunächst noch Widerstand auftauchen sollte. Wenn Sie den Satz einige Male wiederholen, werden Sie mit der Zeit das Gefühl der Vergebung verspüren.

8. Freuen Sie sich darüber, dass Sie diese belastenden Gefühle von Hass und Groll haben loslassen können. Genießen Sie die Befreiung aus dem Groll-Gefängnis. Sie können jetzt alle Aufwallungen der alten Gefühle, die aus Gewohnheit in den nächsten Tagen und Wochen vielleicht von Neuem Besitz von Ihnen ergreifen wollen, sofort wieder wegschicken: »Hallo, ihr habt hier nichts mehr zu melden. Es darf vorbei sein.«

__Hanne__ meint, es hätte ihr sehr geholfen, sich damals in Ihren Noch-Ehemann hineinzuversetzen. Zum einen sei dadurch der Zorn, den sie gegen ihn hegte, weniger geworden. Lange hatte sie ihn dafür gehasst, dass er sie immer wieder angelogen und mit Versprechen hingehalten hatte, die schon wenig später wieder gebrochen wurden. Vor allem hatte sie es ihm nachgetragen, mit seiner Sucht nicht nur seine eigene Existenz aufs Spiel gesetzt zu haben, sondern auch die seiner Familie. Indem sie sich in seine Situation hineinversetzte, wurde ihr klar, wie sehr er seinen eigenen inneren Zwängen ausgeliefert war und dass er sich aus eigener Kraft wohl *tatsächlich nicht von der Spielsucht würde lösen können. Zum anderen wurde ihr genau aus diesem Grund plötzlich klar, dass sie gehen würde, dass sie das nicht länger hinnehmen würde, nachdem alle Appelle, sich Hilfe zu suchen, nicht gefruchtet hatten. Die Entscheidung fiel ihr nicht leicht, aber bedauert hat sie sie nie. Als ihr Ex schließlich wegen Veruntreuung von Geldern verurteilt wurde, empfand Hanne keine Genugtuung, sondern nur Bedauern, dass es so weit hatte kommen müssen.*

Karen *empfindet es schwierig zu vergeben. Nachdem sie erkannt hatte, wie stark sie sich von den Vorstellungen ihrer Eltern und später auch ihres Mannes hatte steuern lassen, empfand sie große Bitterkeit. Ihr Leben … wie anders hätte es verlaufen können. Davon konnte sie sich lange nicht lösen. Einerseits fiel es ihr leicht, sich in ihre Eltern und deren Interessen hineinzuversetzen, und es fiel ihr auch bei ihrem Mann nicht schwer. Vergebung war dann eine logische Konsequenz. So weit, so gut. Aber sie sah sich zunächst völlig außerstande, sich selbst zu vergeben. Schließlich hatte niemand sie zu etwas gezwungen, weder ihre Eltern noch ihr Mann wollten etwas Böses für sie. Sie sah, dass sie selbst an all diesen Weichenstellungen beteiligt war, wegen derer sie jetzt den anderen so gram war. Sie hatte sich irgendwo im Spielfeld aufstellen lassen, ohne ein Veto einzulegen. Das war es, was sie sich nun so übel nahm.*
Geholfen hat ihr dann die Übung zu den persönlichen Stärken (S. 80 ff.), denn dadurch erkannte sie, wie viele Fähigkeiten und Qualitäten sie in ihrem ungeliebten Beruf erworben hatte. Es beruhigte sie, dass die Zeit nicht »vergeudet« war. Und natürlich empfindet sie auch ihre Kinder als eine Bereicherung ihres Lebens, auch wenn sie nicht geplant waren. Allmählich gelingt die Versöhnung mit ihr selbst und all dem, was war, etwas besser. Und wenn Karen die Situation aus der Perspektive ihrer Töchter betrachtet,

*dann erscheint es ihr fast schon absurd, weshalb sie Tag für Tag so viel Unmut gegen sich selbst mit sich herumgeschleppt hat. **Und das über einen so langen Zeitraum.***

Meistens hilft es, eine Verletzung auch aus der Sicht der anderen Beteiligten zu betrachten und sich in ihre Lage hineinzudenken und hineinzufühlen. Sind Sie beispielsweise von Ihrem Chef aus Rationalisierungsgründen gekündigt worden und haben nun einen großen Zorn auf ihn und vielleicht auch auf einige Ihrer Ex-Kollegen, denen Sie eine Mitschuld unterstellen. Dann widerstrebt es Ihnen wahrscheinlich, sich jetzt in die entsprechenden Personen hineinzuversetzen. Trotzdem wäre es gut, dies zu versuchen, denn es wird dann für Sie nachvollziehbarer, weshalb Ihr Chef und wohl auch die entsprechenden Kollegen so gehandelt haben, und Sie können die schlechte Erfahrung leichter loslassen. Wenn sich Ihre Gedanken nicht mehr ständig um die Kündigung drehen, dann sind Sie freier, Chancen für sich zu erkennen und neue Pläne zu schmieden. Selbst wenn es erst einmal nicht gelingt, einen neuen, guten Job zu finden, so ist das Nach-vorne-Denken allemal besser, als die Zeit mit Ärger, Groll und Rachegelüsten zu verbringen.

Sie können Vergebung auch dafür einsetzen, mit nicht lösbaren Problemen, unabänderlichen Tatsachen oder provisorischen Lösungen leben zu lernen. Mit dem Schicksal zu hadern ist genauso aufreibend, wie alten Groll gegen sich selbst oder gegen andere in sich zu konservieren und die bitteren Erinnerungen immer wieder wie ein Band mit Endlosschleife abzuspulen. Wer die Fähigkeit des Vergebens lernt und übt, kann von Ärger, Bitterkeit und Groll ablassen. Der Prozess des Vergebens lässt sich auch mit einer symbolischen Verabschiedung des schmerzlichen Geschehens unterstützen. Nachfolgend finden Sie eine Fülle von Anregungen, wie Sie ein solches Ritual gestalten können.

RITUAL-STRATEGIEN:
LOSLASSEN FÜHRT ZU GELASSENHEIT

SYMBOLISCHE ABSCHIEDE

1. In den Mülleimer damit
Gehen Sie ganz bewusst zu einem Mülleimer. Bleiben Sie kurz davor stehen und stellen Sie sich vor, wie Sie das, was Sie loslassen wollen, hineinwerfen.

2. Davonfliegen lassen
Blasen Sie einen Luftballon prall auf und projizieren Sie das hinein, was Sie loslassen möchten (z. B. alten Groll). Dann lassen Sie den Luftballon fliegen.

3. Verbrennen
Schreiben Sie das, was Sie gerne loslassen möchten, so detailgenau wie möglich auf und verabschieden Sie dann das Blatt, indem Sie es über eine Kerzenflamme halten und konzentriert dabei zusehen, wie es langsam verbrennt.

4. Vergraben
Schreiben Sie das, was Sie gerne loslassen möchten, so detailgenau wie möglich mit wasserlöslicher Tinte auf, falten Sie das Blatt zusammen und verpacken Sie es mit Andacht. Suchen Sie einen Ort in der Natur auf, der für Sie eine besondere Bedeutung hat. Graben Sie ein Loch und versenken Sie Ihr Päckchen feierlich.

5. Integrations-Zeremonie
Rufen Sie sich ein schwieriges Erlebnis aus Ihrer Vergangenheit ins

Gedächtnis und schließen Sie alle Momente, die damit verbunden sind, in Ihr Herz ein, wo alles in Liebe schmelzen wird. Diese Zeremonie feiern Sie mit einer Aromalampe und einer brennenden Kerze. Ihr Gefühl sollte ganz bei der Sache sein. Seien Sie sich bewusst, dass Ihr Herz nun frei wird von den Lasten des Vergangenen. Wenn Sie so weit sind, blasen Sie die Kerze aus und atmen Sie tief neue Lebensfreude ein in dem Bewusstsein, dass Sie jetzt frei sind.

6. In den Sack stecken
Stecken Sie das, was Sie gerne loslassen möchten, in einen visualisierten Sack und nehmen Sie ihn bei Ihrer nächsten Fahrt mit dem Auto oder dem Fahrrad mit. Auf der Heimfahrt machen Sie einen Umweg und stellen den Sack ganz bewusst an einer Stelle ab, an der Sie sonst nicht vorbeikommen. Wünschen Sie ihm noch alles Gute und fahren Sie dann nach Hause.

7. Seile durchschneiden
Wenn Sie sich von einem Menschen lösen oder ihn vergessen wollen, stellen Sie sich vor, Sie und der andere Mensch sind mit Seilen verbunden. Geben Sie sich als Erstes gedanklich die Erlaubnis, sich zu lösen. Nehmen Sie dann eine große Schere und durchtrennen Sie die Seile, ganz bewusst, Seil für Seil.

8. Abschiedsbrief
Vielleicht können Sie jemanden besser loslassen, wenn Sie ihm bzw. ihr einen Abschiedsbrief schreiben. Notieren Sie alles, was Ihnen auf der Seele brennt. Es sollte jedoch kein gemeiner Brief sein, sondern ein Brief, in dem Sie auch etwas über die schönen Zeiten schreiben und etwas darüber, was Sie aus dieser gemeinsamen Zeit gelernt haben. Wichtig ist, dass Sie sich alles Bedrückende von der Seele schreiben und das Schöne würdigen und nun in der Lage sind, inner-

lich einen Schlussstrich zu ziehen. Dann stecken Sie den Brief in einen Umschlag, kleben eine Briefmarke darauf und adressieren ihn an die betreffende Person – an eine fiktive Adresse. Gehen Sie zum Briefkasten und führen Sie den Brief langsam zum Briefschlitz. In dem Moment, in dem der Brief aus Ihrer Hand in den Briefkasten gleitet, nehmen Sie wahr, wie Sie loslassen – im wörtlichen wie im übertragenen Sinn.

9. Auf zu neuen Ufern
Wenn Sie einen Menschen, speziell einen Ex-Partner, loslassen möchten, stellen Sie sich vor, dass Sie mit ihm an einem kleinen, sehr schönen Hafen stehen. Es ist früh am Morgen, und Sie erleben einen Sonnenaufgang zu einem traumhaften Tag. Ihr Schiff liegt abfahrbereit am Ufer. Sie verabschieden sich von ihm, danken für die gemeinsame Zeit und wünschen ihm alles Gute. Dann gehen Sie an Bord, und das Schiff fährt in den Sonnenaufgang. Sie stehen ganz vorne, sehen nicht zurück, und hinter Ihnen wird der andere immer kleiner. Stellen Sie sich vor, dass ein neuer, schöner Ort mit neuen, interessanten Menschen auf Sie wartet. Diesen »Film« wiederholen Sie so oft wie nötig. Wichtig ist, dass Sie ohne schlechte Gefühle gehen und sich auf das Neue freuen!

MEDITATIV-GEGENWARTSBEZOGENE STRATEGIEN

1. Entspannung
Yoga, Massage, Wellness, Eutonie, Feldenkrais, Meditation usw. Das lockert auf, macht frisch, bringt Sie ins Hier und Jetzt zurück und schafft ein angenehmes Körpergefühl. Sie werden sich bewusst, welches die wirklich wichtigen Dinge für Sie sind und welche Dinge letztlich wenig Einfluss auf Ihr Leben haben.

2. Hier und Jetzt
Konzentrieren Sie sich für einige Momente ganz auf das HIER und JETZT, seien Sie ganz bei dem, was Sie gerade tun. Die Fokussierung auf den aktuellen Moment und das bewusste Sein und Tun schaffen innere Ruhe und Abstand. Verteilen Sie solche Momente der Achtsamkeit über Ihren gesamten Arbeitsalltag.

3. Die Natur
Gehen Sie in die Natur und suchen Sie einen Fluss oder Bach. Das Plätschern des Wassers beruhigt. Das Dahinfließen des Wassers erinnert daran, dass Sie nichts im Leben festhalten können. Der Gedanke taucht auf, dass das Leben ständig im Wandel ist, so wie dieser Bach oder Fluss. Das Wasser fließt, egal ob Sie das gut finden oder nicht. Genauso ist es mit dem Leben.

4. Dankbarkeit
Seien Sie dankbar für das, was Sie besitzen, was Sie umgibt und was Sie im Leben erreicht haben. Am besten schließen Sie den Tag mit einer kurzen Dankbarkeits-Meditation vor dem Einschlafen ab. Machen Sie sich bewusst, wofür Sie dankbar sind – sowohl für die Dinge, die durch eigenes Handeln gut gelaufen sind, als auch für jene, wo Sie einfach Glück hatten.

5. Das Gebet
Bitten Sie Gott, die Ewigkeit, das Universum, sich um das zu kümmern, was Sie noch nicht loszulassen vermögen. Dann lassen Sie das Problem ziehen, denn es liegt jetzt nicht mehr an Ihnen, es zu lösen. Wann immer Sie wieder ins Grübeln über das Geschehene zu verfallen drohen, danken Sie Ihrer höheren Macht dafür, dass sie sich der Lösung angenommen hat. Irgendwann werden Sie feststellen, dass Sie auf einmal – wie durch Zauberhand – bereit sind loszulassen.

6. Vertrauen in die Heilkraft der Zeit
Um etwas oder jemanden loszulassen, der oder das Ihnen sehr nahestand, braucht es Zeit. Je bewusster Sie sich diese Zeit zugestehen, desto einfacher fällt es dann loszulassen.

KOGNITIV-ZUKUNFTSBEZOGENE STRATEGIEN

1. Belastendes von der Seele schreiben
Sie können alten Groll und unangenehme Gedanken loslassen, indem Sie sich das Belastende von der Seele schreiben. Beleuchten Sie dabei das Geschehen von allen Seiten (vgl. S. 126 f.). Wichtig ist dabei, bei all diesen Perspektiven letztlich zu einem positiven Ergebnis zu kommen. Wenn Sie beispielsweise mit sich selbst wegen eines Fehlers hadern, den sie gemacht haben, und Ihre Gedanken häufig darum kreisen, dann schreiben Sie alles auf, was Ihnen spontan aus allen möglichen Perspektiven heraus dazu einfällt. Am Ende machen Sie sich klar, was Sie aus dem Geschehen gelernt haben und wie Sie damit in Zukunft umgehen werden.

2. Durch zeitliches Relativieren
Versetzen Sie sich fünf Jahre in die Zukunft. Fragen Sie sich, wie Sie dann darüber denken werden. Wie wichtig wird das Ganze noch sein? Und: Wollen Sie tatsächlich in den nächsten fünf Jahren weiter Ärger, Zorn und Groll konservieren?

3. Durch Hinterfragen und Ersetzen
Als Erstes hilft die Frage: Was bringt Ihnen das Festhalten? Am Ärger, an einer Krankheit, an Trauer? Oft bringt es Mitgefühl, Schonung, Nachsicht, Anteilnahme. Gestehen Sie sich ehrlich ein, dass Sie diese Vorteile genießen. Dann fragen Sie sich: Wo kann ich die Energie, die mir diese positive Seite bringt, anderweitig herbekommen?

4. Indem Sie sich auf das Neue konzentrieren

Wenn Sie etwas loslassen wollen, fragen Sie sich, was Sie an Neuem in Ihrem Leben möchten. Wenn Sie dann das Neue für sich definiert haben, konzentrieren Sie sich darauf und beschäftigen Sie sich damit. Plötzlich werden Sie feststellen, dass Sie das, was Sie loswerden wollten, automatisch losgelassen haben, weil durch das Neue kein Platz mehr dafür ist.

5. Mit einer Kosten-Nutzen-Analyse

Loslassen können Sie vielleicht auch dann ohne Groll, wenn Sie eine Kosten-Nutzen-Analyse durchgeführt haben. Was bekommen Sie – und zwar tatsächlich, ohne Wunschgedanken –, wenn Sie weiter festhalten oder sich sogar noch tiefer darin verbeißen? Was müssen Sie dafür bezahlen? Vielleicht mit Schlaflosigkeit oder viel Zeit zum Nachdenken über Problemlösungen – Zeit, die dann an anderer Stelle fehlt –, mit Gefühlen der Überforderung usw. Dieselben Überlegungen führen Sie dann in Bezug auf das Loslassen durch. Was bekommen Sie, was bezahlen Sie wirklich?

6. Die Lücke füllen

Wenden Sie sich von der Sache oder Person bewusst ab, von der Sie sich lösen wollen, und wenden Sie sich Menschen und Tätigkeiten zu, die Ihnen guttun. Unternehmen Sie etwas mit Freunden, lernen Sie neue Leute kennen ... oder seien Sie auch einfach nur für sich. Hören Sie auf Ihre innere Stimme und tun Sie sich selbst etwas Gutes. Irgendwann werden Sie feststellen, dass Ihnen dieser Mensch oder diese Sache viel weniger und schließlich gar nicht mehr fehlt. Sie haben die Lücke, die entstanden ist, mit neuen, spannenden Erlebnissen und Aktivitäten gefüllt.

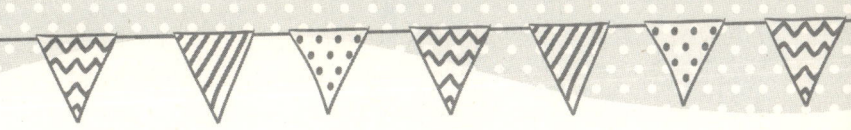

SCHRITT 4

Erkennen,
was wirklich wichtig ist

Zu Geburtstagen, zum Jahreswechsel und zu vielen weiteren Gelegenheiten wünschen wir einander immer wieder hauptsächlich eins: Glück. Wobei natürlich jeder etwas anderes darunter versteht. Für die eine ist vorrangig die Familie glückstiftend, für die andere steht ihre Karriere im Vordergrund, für wieder jemand anders die Partnerschaft, der individuelle Lebensstil, bestimmte Besitztümer und andere Errungenschaften usw.

Wissenschaftler beschäftigen sich schon seit Jahrzehnten mit der Frage, was Menschen auf Dauer glücklich und zufrieden stimmt und was ihnen das Gefühl gibt, erfolgreich zu sein in dem, was sie tun – und nicht tun. Diese Art Lebenszufriedenheit meint keinen momentanen, schnell wechselnden Zustand und ist auch nur wenig abhängig von Befindlichkeiten und äußeren Einflüssen, sondern stellt eher so eine Art »Hintergrundrauschen« dar, eine Grundgestimmtheit, die im ganz normalen Alltag unsere Gedanken und Gefühle und auch unsere Entscheidungen prägt.

Wie zufrieden sind Sie mit Ihrem Leben?

Der Fragebogen zur Lebenszufriedenheit, der auf internationaler Ebene am bekanntesten ist und auch am häufigsten eingesetzt wird, ist der SWLS-Test (Satisfaction with Life Scale), den der US-amerikanische Psychologe Ed Diener 1985 entwickelt hat. Er hatte die Idee, Frauen und Männer nach der allgemeinen Beurteilung von fünf Aspekten ihres Lebens zu befragen, um daraus dann auf ihre Zufriedenheit mit dem Leben als Ganzes zu schließen.

The Satisfaction with Life Scale

Hier folgen nun fünf Statements, mit denen Sie voll und ganz übereinstimmen können bzw. nur teilweise bzw. überhaupt nicht. Keine Antwort ist »richtig« oder »falsch«. Antworten Sie einfach so, wie es für Sie am stimmigsten ist. Dazu kreuzen Sie bitte das an, was auf einer Skala von 1 bis 7 für Sie am ehesten zutrifft.

1 = Ich stimme damit überhaupt nicht überein.
2 = Ich stimme damit nicht überein.
3 = Ich stimme damit eher nicht überein.
4 = Ich stimme damit weder … noch überein.
5 = Ich stimme damit etwas überein.
6 = Ich stimme damit überein.
7 = Ich stimme damit vollkommen überein.

Statement	1	2	3	4	5	6	7
1. Mein Leben entspricht in den meisten Lebensbereichen meinen Idealvorstellungen.							
2. Meine Lebensbedingungen sind ausgezeichnet.							
3. Ich bin zufrieden mit meinem Leben.							
4. Bis jetzt habe ich die wichtigsten Dinge in meinem Leben erreicht.							
5. Wenn ich mein Leben noch einmal leben könnte, würde ich kaum etwas ändern.							

Punktzahl gesamt:

Addieren Sie nun die Punkte, die Sie angekreuzt haben. Da die Punktzahl für jede Frage zwischen 1 und 7 liegt, kann Ihre gesamte Punktzahl theoretisch zwischen 5 und 35 Punkten liegen. Je höher Ihre Gesamtpunktzahl ist, desto höher ist auch Ihre Lebenszufriedenheit. Nach Ed Diener können Sie nun Ihre Gesamtpunktzahl wie folgt interpretieren:

30 bis 35 Punkte = überaus zufrieden
25 bis 29 Punkte = überdurchschnittlich zufrieden
20 bis 24 Punkte = durchschnittlich zufrieden
15 bis 19 Punkte = leicht unterdurchschnittlich zufrieden
10 bis 14 Punkte = unzufrieden
5 bis 9 Punkte = extrem unzufrieden

Anregung: Betrachten Sie Ihr Ergebnis und überlegen Sie – besonders wenn Sie weniger als 20 Punkte haben –, was Sie verändern könnten, um hier nur um einen einzigen Punkt höher zu kommen. Oft sind es auch kleinere Veränderungsvorhaben, die, aktiv angepackt, die Lebenszufriedenheit erhöhen können.

Während sich bei **Hanne** *ein »durchschnittlich zufrieden« ergeben hat – mit Tendenz zu »überdurchschnittlich« –, liegen* **Mona** *und* **Karen** *deutlich im unteren Bereich. Mona hat 18 und Karen 16 Punkte.*

Mona *vermutet, dass ihre Punktzahl wohl noch niedriger läge, wenn es ihr nicht gelungen wäre, sich bereits von vielen überflüssigen Dingen zu trennen. Seitdem sie nun dabei ist, den »Raum für sich selbst« einzurichten, verspürt sie viel Auftrieb und meint, dass gerade dies ihr Ergebnis positiv beeinflusst hätte.*

Drei Irrtümer über den Lebenserfolg

Irrtum 1:
Berufserfolg = Lebenserfolg

Natürlich ist es ein schönes Gefühl, bei einem Betriebsjubiläum für den großen Einsatz gelobt zu werden, den man für die Firma gebracht hat, wenn man vielleicht sogar eine Medaille oder eine ähnliche Auszeichnung erhält. Natürlich ist es schön, Karriere zu machen und eine Position zu erringen, die einen mit Macht und Einfluss ausstattet.

Männer sind anfälliger dafür, Berufserfolg mit Lebenserfolg gleichzusetzen, aber es gibt natürlich auch Frauen, die ihren Selbstwert und die Frage, ob sie ihr Leben erfolgreich meistern, vorrangig über ihren beruflichen Erfolg definieren – manchmal sogar ausschließlich. Alles Weitere hat sich dem unterzuordnen: Partnerschaft, Familie, Freizeit, Erholung, Hobbys, Urlaub … bis man irgendwann einmal feststellt, dass dieses stromlinienförmige Leben Defizite hervorruft. Entfremdung von nahestehenden Menschen, gesundheitliche und dann oft auch psychische Probleme.

Spätestens dann, wenn eine schwere Krankheit zum Innehalten zwingt, ein Burn-out droht oder die Partnerschaft zerbricht, wird klar, dass zum Lebenserfolg mehr und anderes gehört, als Karriere zu machen. Manch einer, der glaubte, sein Glück hinge davon ab, dass er eine Traumkarriere hinlegt, stellt am Gipfel des Ruhmes fest, wie wenig sich sein aktuelles Lebensgefühl von dem unterscheidet, das er schon vorher hatte.

Irrtum 2:
Je mehr Geld, desto besser

Über den Zusammenhang zwischen Wohlstand und Zufriedenheit wird seit Jahrzehnten kontrovers diskutiert. Kaum etwas anderes bewegt Menschen im Alltag so sehr wie die Verbindung zwischen Geld und Glück. Ein gutes Einkommen und materielle Besitztümer erleichtern natürlich das Leben, weil man sich dann nicht vorrangig um existenzielle Dinge sorgen muss und sich vieles gönnen kann. Aber darüber hinaus? Sind reiche Menschen wirklich zufriedener nur aufgrund ihres Reichtums?

Nicht wenige, die für ein hohes Einkommen Dauerstress und den Verzicht auf viele kleine Alltagsfreuden und schöne Erlebnisse mit anderen Menschen auf sich nehmen, glauben, all dies werde durch Geld, Konsum, Statussymbole und das wohltuende Gefühl finanzieller Sicherheit mehr als kompensiert. Aber stimmt das wirklich? Abgesehen davon, dass frei verfügbare Zeit, Freundschaft und Zuneigung, Gesundheit, Genussfähigkeit, Wohlbefinden und innerer Frieden eben nicht käuflich erworben werden können, haben viele auch den Faktor der Gewöhnung nicht im Blick. Mit fortschreitender Zeit wird der erworbene Lebensstandard als selbstverständlich angesehen und scheidet dann als Quelle für Glück und Erfüllung aus.

Irrtum 3:
Das hole ich irgendwann nach

Wie oft hört man Sätze wie: »Dafür ist jetzt keine Zeit!«, »Die Arbeit hat nun mal Vorrang, da hilft alles nichts, leben kann ich später immer noch«, oder: »Wenn ich erst mal im Ruhestand bin, dann ...«

Natürlich ist das in dem Moment, wo es gesagt wird, völlig ernst gemeint. Oft gibt es tatsächlich unabweisbare Pflichten. Doch es muss auch genügend Freiräume geben. Wenn das Leben nur von Pflichten dominiert ist, wird es freudlos und grau. Und mit dem Nachholen ist das so eine Sache. In den meisten Fällen kommt dieses »später« entweder gar nicht, oder es ist so, dass gesundheitliche oder altersbedingte Einschränkungen verhindern, dass wirklich nachgeholt werden kann, was an Lebensgenuss aufgeschoben wurde.

Lebenszufriedenheit statt Selbstoptimierung

Eine der wichtigsten Fähigkeiten in der heutigen Zeit ist, mit Mehrdeutigkeiten und Widersprüchen zurechtzukommen. Unsere Medien sind ein sprudelnder Quell doppelter Botschaften. Viele davon richten sich speziell an Frauen.

Hier eine kleine Auswahl:

Einerseits heißt es: »Sei attraktiv. Mach was aus dir. So hast du Erfolg.« (Bei Männern, am Arbeitsplatz etc.) Und andererseits: »Du bist erst dann wirklich selbstbewusst, wenn du nichts darauf gibst, was die anderen sagen.«

Einerseits: »Sorge zuerst für dich selbst. Denn du bist der wichtigste Mensch in deinem Leben.« Und andererseits: »Kümmere dich viel um deine Familie und deine Freunde, denn sie sind das Wichtigste in deinem Leben.«

Einerseits: »Akzeptiere dich, wie du bist.« Und andererseits: »Du musst an dir arbeiten, dich verbessern, dich weiterentwickeln, du musst wachsen als Mensch.«

Verwirrend, nicht wahr?

Woher kommen diese ganzen Ansprüche, die oft so widersprüchlich nebeneinanderstehen? Sei so oder sei so oder sei ganz anders. Es scheint, als seien Frauen diesem Diktat des »Verändere dich« viel stärker unterworfen als Männer.

Das Diktat der Schönheitsindustrie

Trotz vieler Errungenschaften im Sinne der Gleichberechtigung, trotz guter Bildung und Ausbildung, gewachsenem Selbstbewusstsein und der Eroberung vieler Berufsfelder, die unseren Müttern und Großmüttern so noch nicht zugänglich waren, werden Frauen auch heute noch viel stärker über ihren Körper definiert als Männer. Die Folge: Viele Frauen – und auch schon kleine Mädchen – haben ständig etwas an ihrem Aussehen auszusetzen. Sie streben danach, sich einem irrationalen Schönheitsideal anzupassen, und verbringen viel Zeit damit, an ihrer Optik, an Kleidung und Frisur, an der Körperform zu »arbeiten« und all dies zu optimieren. Jedes Jahr geben Frauen viel Geld für glänzendes Haar, lange Wimpern und faltenlose Haut aus – bis hin zu Schönheitsoperationen. Wie kann ich noch besser werden?

Für viele ist dies mittlerweile zu einer zentralen Frage geworden. **Selbstoptimierung** heißt der Trend, der sich inzwischen in vielen Köpfen festgesetzt hat und der mittels einer aufwendigen Werbung auch immer wieder neu befeuert wird. Das Leitbild der körperlichen Vollkommenheit ist dabei nur eins von vielen Schlachtfeldern, aber es ist ein sehr lukratives. Mit Diäten, ehrgeizigen Fitnessprogrammen und allen möglichen Wundermittelchen von Enthaarungscreme bis Botox wird versucht, dem Schönheitsdiktat Genüge zu tun.

Sich attraktiv zu fühlen reicht nach diesen Vorgaben nicht mehr aus. Das Ziel ist optimale Attraktivität, die dann von anderen bestätigt werden soll. Die in den letzten Jahren wieder um sich greifenden Schönheitswettbewerbe sprechen eine deutliche Sprache. In den USA messen sich nun schon Zwölfjährige miteinander im Wettbewerb um den Spitzenplatz auf dem Treppchen. Frankreich hat sich inzwischen zu einem Verbot der »Mini-Miss-Wahlen« für Mädchen unter 16 Jahren durchgerungen.

Beim Schönheitsdiktat geht es darum, nicht nur attraktiver als andere zu sein, sondern auch attraktiver zu sein, als man es selbst noch vor kurzer Zeit war. Mittlerweile gibt es eine Fülle von Apps, mit denen man sich unentwegt mit sich selbst und mit anderen vergleichen kann: Kalorien zählen, Körperfettanteil bestimmen, Schritte und Kilometer messen – Selbstoptimierung macht vor keinem Lebensbereich und keiner Aktivität halt. Durch dieses Ausufern der Selbstoptimierung wird nahezu alles vergleichbar, und so kann auch das Bestreben immer weiter angefacht werden, attraktiver, besser, fitter, makelloser sein zu wollen als andere.

Der schöne und möglichst makellose Körper hat in unserer Gesellschaft längst den Rang eines Statussymbols. Doch ist alles, was machbar ist, auch sinnvoll und erstrebenswert? Spätestens wenn man sich der Lebensmitte nähert, merkt man, dass der Optimierungskampf nicht mehr zu gewinnen ist. Was nun?

***Hanne** fällt es manchmal schwer, sich gegen Schönheitsdiktate abzugrenzen. Nicht nur gängige Modezeitschriften wollen diktieren, wie eine Frau aussehen, welche Kleidung sie tragen, welches Make-up sie verwenden und wie sie sich frisieren sollte, um als attraktiv zu gelten. Vielmehr sendet jegliche Form der auf Frauen gerichteten Werbung – ob auf Großflächenplakaten, im Fernsehen oder im Internet – immer wieder aufs Neue die Botschaft aus, dass man als Frau optimierungsbedürftig sei. Diese Allgegenwart von Schönheitsdiktaten macht Hanne manchmal regelrecht aggressiv. Meist bemüht sie sich dann, die Botschaften einfach zu ignorieren.*

***Mona** bekennt, für diese beharrlichen Optimierungsappelle durchaus anfällig zu sein, wie überhaupt für alles, was mit Wettbewerb zu tun hat. Für sie war es immer wichtig, mithalten zu können, sowohl im Beruf – und da vor allem mit männlichen Kollegen und auch mit erfolgreicheren Kolleginnen – als eben auch, was Outfit und Aussehen betrifft. Sie vergleicht auch heute noch fast reflexartig ihr eigenes Erscheinungsbild mit dem anderer Frauen. Obwohl sie hier gerne lockerer sein würde, fällt es ihr schwer, sich von dem ständigen Im-Wettbewerb-Sein zu lösen.*

Hinter dem Drang nach Selbstoptimierung stehen in der Regel zwei Motive, die wir alle gut kennen: Zum einen geht es um das Streben nach Perfektion und zum anderen um den unwillkürlichen Impuls, sich mit anderen zu vergleichen. Gerade wenn es um unsere eigene Person geht, wollen wir meist Fehler und Schwächen ausschalten, um Nachteile für uns zu vermeiden. Selbstoptimierung setzt genau da an und suggeriert, dass es möglich ist, in nahezu jedem Bereich an sich selbst zu arbeiten, Kontrolle über den eigenen Fortschritt zu haben und sich beständig zu verbessern.

Oft noch stärker ausgeprägt ist das Bestreben, Vergleiche mit anderen zu ziehen. Wir wollen wissen, wo wir selbst stehen, und natürlich im Vergleich mit ihnen die Nase vorn haben. Als soziale Wesen trachten wir alle danach, einen möglichst guten Platz in einer Gruppe zu finden.

Beide Motive gehören zu unserer psychologischen Grundausstattung. Es muss sich also niemand deswegen verurteilen, sondern es geht darum, diesen Hang zum Vergleich auf ein Maß zu begrenzen, dass es andere wichtige Motive wie Liebe, Mitgefühl, Harmonie, Neugier und Entdeckungslust nicht beeinträchtigt.

KRITISCHE SELBSTOPTIMIERUNGSFRAGEN

- Was genau empfinde ich an mir als Makel?
- Warum glaube ich, nicht damit leben zu können?
- Ist diese Überzeugug realistisch?
- Kann es nicht auch sein, dass ich mir etwas habe einreden lassen?
- Wenn ich mich an dieser Stelle »perfekter« mache, was soll am Ende anders sein als jetzt?
- Welche Resonanz erwarte ich von anderen?
- Was verspreche ich mir gefühlsmäßig davon? Werde ich mich attraktiver, wertvoller, liebenswerter fühlen als jetzt?
- Wer profitiert davon und wer verdient daran, dass ich diesem Leitbild folge?
- Was alles wäre mir möglich, wenn ich diese Überzeugung loslassen könnte?

Ist nicht Selbstakzeptanz dem Optimieren-Wollen vorzuziehen? Sich mit den persönlichen Stärken und Schwächen, mit allen Ecken und Kanten und auch mit den Begleiterscheinungen des Älterwerdens zu versöhnen, statt sich in ständigem inneren Wettbewerb mit sich selbst und mit anderen aufzureiben? Gibt es nichts Lohnenderes im Leben, als gegen Windmühlen zu kämpfen? Dies hat nichts mit Resignation zu tun, sondern mit einem Wechsel der Perspektive. Wenn wir unseren Körper nicht als Austragungsort eines Wettbewerbs betrachten, sondern als unser Zuhause, in dem wir uns wohlfühlen wollen – unabhängig von irgendwelchen Schönheitsdiktaten –, dann werden wir andere Schwerpunkte setzen. Wie Theresa von Avila schon weise erkannte: »Sei gut zu deinem Körper, damit deine Seele Lust hat, darin zu wohnen.« Da ist nicht die Rede von »Style deinen Körper perfekt«.

Sich von übersteigerten Optimierungsideen zu lösen und stattdessen einfach gut zum eigenen Körper zu sein, seine Bedürfnisse zu achten, ihn zu pflegen und Schädigendes zu meiden ist eine gute Voraussetzung dafür, selbstbestimmt zu leben und im Einklang mit sich selbst älter zu werden (siehe dazu auch »Schritt 6: … und so möchte ich alt werden«, S. 193 ff.)

Selbstbestimmung und Fremdbestimmung

Eine gute Balance zwischen Selbstbestimmung und Fremdbestimmung ist sehr wichtig für die Lebenszufriedenheit. Das Bild, das wir von uns selbst haben, ist zum einen geprägt von unserem Erscheinungsbild, von dem, was wir im Leben bislang erreicht haben, und von unseren gefühlten Stärken und Schwächen; zum anderen eben auch davon, wie uns die Gesellschaft als Frau in der Lebensmitte sieht und bewertet. Keine von uns ist die alleinige Gestalterin ihres Lebens. In Bezug auf unser Selbstverständnis und unsere Entscheidungen spielt stets auch eine Reihe von äußeren Einflüssen eine Rolle. Sei es, dass in unser Selbstbild einige der besagten Diktate der Schönheitsindustrie – positiv oder negativ – eingeflossen sind oder dass kulturelle Verhaltensnormen verschiedene unserer Entscheidungen prägen. Das ist völlig normal, denn schließlich stehen wir im ständigen **Austausch** mit unserer Umgebung. Anregungen und Impulse von außen sind wichtig, um wiederum selbst auf neue Ideen zu kommen. Ausschließlich um sich selbst zu kreisen ist nicht erstrebenswert, das verengt den Horizont und macht zudem auf die Dauer ziemlich einsam.

Beim Leben in einer (Werte-)Gemeinschaft – einer Partnerschaft, Familie, Gesellschaft – sind stets Kompromisse zwischen eigenen Wünschen und den Erwartungen des Umfelds erforderlich.

Doch wer sich einseitig an den Erwartungen anderer orientiert und die eigenen Bedürfnisse und Wünsche ihnen zuliebe zurückstellt, wird auf Dauer unzufrieden und fühlt sich schließlich als Opfer. Weder eine ausgeprägte Egozentrik noch eine nahtlose Anpassung führen zur Lebenszufriedenheit. Das Glück liegt irgendwo dazwischen.

> **Karen** *findet, dass bei ihr ganz eindeutig mehr Selbstbestimmung angesagt ist. Sie ist froh, dass sie das klar erkannt hat. Ihr Zorn darüber, sich früher so stark angepasst zu haben, ist abgeflaut, und sie nimmt es sich nicht mehr so sehr übel, Jahre ihres Lebens einfach Zufällen und den Vorstellungen anderer gefolgt zu sein. Ein paar Groll-Reste sind schon noch da, aber Karen ist zuversichtlich, dass auch die sich noch verziehen werden. Wichtig ist jetzt, viel aus dem Geschehenen gelernt zu haben. Nun will sie nach vorn schauen und die Weichen neu stellen.*

Den Grad an Selbstbestimmung zu vergrößern setzt voraus, dass wir uns klar darüber sind, was uns wichtig ist und wohin unser Weg führen soll. Es geht darum, zu wissen, was wir wollen und was wir nicht wollen. Manchmal gewinnen wir diese Klarheit schon, wenn wir uns unserer Lebensthemen und unserer Stärken und Schwächen deutlicher als bisher bewusst werden (vgl. »Schritt 2: Im Schatz der Lebenserfahrung die Perlen entdecken«, S. 65 ff.) und wenn wir darangehen, Unwesentliches auszusortieren und loszulassen und uns auch von Lebensrollen zu verabschieden, die nicht mehr zu uns passen (vgl. »Schritt 3: Love it, change it or leave it – Hingucken und entscheiden« S. 94 ff.).

Um tiefer liegenden Wünschen und Zielen auf die Spur zu kommen, ist es hilfreich, das Leben einmal vom Ende her zu betrachten. Was sollte ich jetzt säen, damit ich am Ende meines Lebens eine gute Ernte einfahren kann? Wovon sollte ich die Finger lassen, weil das nur einen dürren Acker mit vertrockneten Ähren zur Folge hat? Um ein Leben mit viel selbstbestimmten Anteilen zu führen, kommt man früher oder später nicht darum herum herauszufinden, was dem eigenen Leben Sinn und Bedeutung verleiht. Die nachfolgenden drei Übungen »Mein 80. Geburtstag«, »Was wäre, wenn?« und »Meine Löffel-Liste« unterstützen Sie dabei, verborgene Wünsche und Ziele zu erkennen.

Mein 80. Geburtstag

Dies ist eine fiktive Rückschau aus der Zukunft. Natürlich können Sie nicht wissen, was andere dann tatsächlich über Sie sagen werden, doch es geht auch nicht darum, sich jetzt als Wahrsagerin zu betätigen. Vielmehr sollten Sie sich überlegen, was Sie an diesem großen Ehrentag gerne von anderen hören würden, worauf Sie stolz und wofür Sie dankbar wären, worauf Sie glücklich und zufrieden zurückschauen würden. Also sorgen Sie dafür, in der nächsten Stunde ungestört zu sein, und halten Sie Stift und Papier bereit. Entspannen Sie sich und malen Sie sich aus, wie Sie Ihren 80. Geburtstag begehen.

Ihnen zu Ehren findet eine große Feier statt. Alle Gäste nehmen am Tisch Platz. Es gibt ein Festessen, bei dem all Ihre Lieblingsspeisen berücksichtigt sind. Stellen Sie sich diese Situation so genau und deutlich wie möglich vor. Wie geht es Ihnen dabei? Wie fühlen Sie sich? Wie sieht die Location aus? Wer sitzt rechts und links neben Ihnen?
Nach dem Festessen sind die Gäste satt und zufrieden. Nun wollen einige von ihnen eine Rede halten. Vier Gäste werden über Sie

sprechen – über Ihr Leben; über das, was Ihr Leben besonders macht; über das, was Sie auszeichnet, und über Ihre herausragenden Charaktereigenschaften, Stärken und Talente. Die vier Festredner/-innen sind:

- jemand aus Ihrer Familie,
- ein guter Freund bzw. eine gute Freundin,
- ein ehemaliger Arbeitskollege/eine ehemalige Arbeitskollegin und
- jemand, der die Stadt repräsentiert, in der Sie leben, z.B. der Bürgermeister/die Bürgermeisterin.

Was hätten Sie gerne, das diese vier Personen jeweils über Sie sagen? Was würden Sie gerne hören?
Wichtig: Es geht hier nicht um das, wovon Sie glauben, das andere momentan realistischerweise über Sie sagen könnten, sondern es geht einzig und allein um Ihre Wunschvorstellung.
Die Frage ist: Was möchte ich, das andere Menschen über mich und mein Leben sagen. Was sollen sie von mir denken, wenn ich 80 Jahre alt bin?
Begeben Sie sich nacheinander gedanklich und gefühlsmäßig in alle vier Personen hinein und formulieren Sie schriftlich aus der jeweiligen Warte heraus eine entsprechende Rede.
Lassen Sie dann Ihre Entwürfe über Nacht ruhen und lesen Sie sie am nächsten Tag noch einmal durch. Ergänzen oder streichen Sie dort, wo in der Zwischenzeit weitere Einfälle aufgetaucht sind.
Wenn Sie an den vier Reden nichts mehr verändern wollen, unterstreichen Sie die Begriffe, die Ihnen intuitiv als die wichtigsten erscheinen.

Das Charmante an dieser Übung ist, dass Sie in Ihrer Fantasie das vorwegnehmen können, was Sie als Lebensbilanz zufrieden und

glücklich machen würde. Indem Sie sich heute fragen, was Sie an Ihrem Lebensabend erreicht haben möchten, und sich – indirekt – Antworten darauf geben, schaffen Sie sich eine Art inneren Kompass. Sie können dann im Prinzip die Weichen dafür stellen, schon in naher Zukunft und dann auch mit 80 Jahren zufrieden und stolz auf sich zu sein.

Einiges von dem, was Sie an Ihrem 80. Geburtstag gern hören würden, beinhaltet keine konkreten Taten, sondern beschreibt eher eine innere Haltung. Dazu gehören die Charaktereigenschaften, die in den vier Reden angesprochen werden, wie beispielsweise Mut, Hilfsbereitschaft, Ehrlichkeit, Unvoreingenommenheit, Zivilcourage usw. Sie weisen auf die Werte hin, die Ihnen wichtig sind. Wenn Sie Ihre Wertvorstellungen kennen, fällt es leichter, Ihre Ziele zu konkretisieren, und Sie können damit auch vermeiden, dass Sie Ziele auswählen, die im Widerspruch zu Ihren Wertvorstellungen stehen.

Was wäre, wenn?

Die Gewohnheiten, die wir heute haben, gestalten unser Morgen. Wir haben alle unsere Routinen, denken, fühlen und handeln bevorzugt in gewohnten Bahnen. Routinen entstehen, wenn sich eine bestimmte Art des Denkens, Fühlens oder Handelns oft wiederholt und so zur Gewohnheit wird, dass sie ohne bewusstes Steuern automatisch abläuft. Dies ist vertraut und auch sehr bequem. Es erleichtert das Leben, denn wir müssen dann nicht über alles, was uns begegnet, tiefschürfend reflektieren und immer wieder von Neuem grundsätzlich einschätzen, womit wir es zu tun haben. Stattdessen haben wir fertige Denk-, Fühl- und Handlungsschablonen dafür im Kopf, »wie die Dinge sein sollen«. Das ist praktisch, ermöglicht uns allerdings keine neuen Einsichten. Um Ideen dafür zu bekommen, wohin unser Weg gehen könnte, lohnt es sich, mal die Grenzen des Gewohnten zu sprengen und ein paar Gedankenspiele zu machen, indem Sie sich die nachfolgenden Fragen stellen und einfach Ihrer Fantasie freien Lauf lassen. Schreiben Sie alles auf, was Ihnen zu den einzelnen Fragen einfällt.

Was würden Sie tun, wenn Sie keine Angst hätten?
Stellen Sie sich vor, Ihnen könnte bei einem bestimmten Vorhaben nichts Schlimmes passieren. Was würden Sie dann tun?

Was würden Sie tun, wenn Sie sich sicher wären, dass Sie damit nicht scheitern könnten?
Stellen Sie sich vor, was Sie in Angriff nehmen, würde auf jeden Fall zum Erfolg führen. Was würden Sie dann tun?

Was würden Sie tun, wenn Sie ein ganzes Jahr Urlaub hätten?
Stellen Sie sich vor, Sie hätten ein ganzes Jahr freie Zeit, wobei Ihre Lebenshaltungskosten gedeckt wären. Was würden Sie dann tun?

Was würden Sie tun, wenn Sie im Lotto eine Million Euro gewonnen hätten?
Stellen Sie sich vor, eine Million Euro zur freien Verfügung zu haben. Was würden Sie dann tun?

Welcher Arbeit würden Sie immer und immer wieder nachgehen, ohne müde zu werden und auch ohne dafür bezahlt zu werden?
Stellen Sie sich eine Tätigkeit vor, die Sie als so inspirierend, spannend oder Freude bringend empfinden, dass Sie sich schon im Vorfeld darauf freuen. Was würden Sie dann tun?

Hier geht es darum, spielerisch über Grenzen hinauszudenken. Hinter all dem, was Sie aufgeschrieben haben, stehen konkrete Bedürfnisse. Und auch wenn diese sich jetzt nicht eins zu eins verwirklichen lassen, so wird doch klar, worauf sich Ihre Träume und Sehnsüchte vorrangig richten.

Die Antworten auf dieses Gedankenspiel fallen bei Mona, Hanne und Karen teilweise ähnlich, teilweise aber auch recht verschieden aus.

*Für **Hanne** stehen neue Erfahrungen im Vordergrund. Eigentlich hatte sie gedacht, sie würde nun lauter Dinge aufschreiben, die mit Ausruhen und Entspannen zu tun haben, einfach aus dem Gefühl der Überlastung heraus. Stattdessen stehen da Reisen, Unternehmungen mit Freunden, und bei dem Punkt, welche Arbeit sie gerne täte, kam ihr das Schreiben in den Sinn. Hannes Job besteht ja darin, die Manuskripte anderer zu lektorieren, eine Tätigkeit, die ihr auch viel Spaß macht. Nun würde sie aber sehr gerne auch einmal etwas Eigenes entwickeln. Geschichten schreiben, vielleicht auch etwas Längeres.*

*Auch **Karen** zieht es ja in Richtung kreatives Schaffen. Wenn sie ein Jahr einfach nur für sich selbst hätte ohne familiäre Verpflichtungen ... da sieht sie sich dann sofort vor einer großen Leinwand. So lässt sich das zwar nicht umsetzen, aber ein Einstieg ist auf jeden Fall möglich. Karen hat sich bereits einen Platz zum Malen eingerichtet und will als nächsten Schritt einen Kurs für Ölmalerei belegen. Als Mal-Zeit will sie die Vormittage nutzen, wenn die Töchter in der Schule sind.*

***Mona**, die sich mehr Spaß und Sinnlichkeit gönnen möchte, statt nur auf Vernunft, Logik und Planung zu setzen, tat sich schwer mit der Übung, ebenso schwer wie mit der vorangegangenen, dem*

»80. Geburtstag«. Sie kam sich kindisch dabei vor, sich auf irgendwelche Fantasiespiele einzulassen, auf Vorstellungen, die jeglicher Realität entbehren und bei denen keine Chance besteht, sie jemals verwirklichen zu können. Das, was ihr schließlich einfiel, waren Spaziergänge in Parks und auch in der freien Natur, allein, ohne Begleitung. Sie verbindet damit zum einen, Neues für sich zu entdecken, in Gegenden zu kommen, die sie noch nicht kennt, zum anderen aber auch, durch die Bewegung an der frischen Luft Abstand zum Alltag zu finden. Damit will sie nun einfach einmal anfangen. Darüber hinaus kann sie sich vorstellen, sich an etwas zu beteiligen, womit sie anderen einen großen Nutzen bringen kann. Ein ehrenamtliches Engagement vielleicht.

Alle diese Anregungen unterstützen uns dabei, die Dinge zu entdecken oder neu zu entdecken, die dazu beitragen, unsere Lebenszufriedenheit wachsen zu lassen. Denn wann wollen wir leben, wenn nicht jetzt? Irgendwann ist das Leben für jede von uns einmal vorbei. Womit verbringen wir die Zeit, die uns bleibt?

Die Löffel-Liste

Was möchten Sie noch erleben, bevor das Leben zu Ende geht, welche Erfahrungen möchten Sie noch machen? Darauf Antworten zu formulieren ist Gegenstand der sogenannten »Löffel-Liste«. Der Begriff hat seinen Ursprung in der englischen Redewendung »To kick the bucket«, was so viel bedeutet wie »Den Löffel abgeben«, also Sterben. Bei der Löffel-Liste geht es nicht nur um Ungewöhnliches oder um vergessene Kindheitsträume, sondern auch um Themen, die oft als selbstverständlich betrachtet werden – und denen trotzdem zu wenig Platz im alltäglichen Leben eingeräumt wird.

Die Australierin Bronnie Ware hat als Krankenschwester viele Menschen in den letzten Tagen und Stunden vor dem Tod begleitet. Ihre Erfahrungen mit Sterbenden hat sie in einem Buch festgehalten, und dort sind auch fünf Dinge vermerkt, die Menschen im Angesicht des Todes am meisten bedauern:

1. »Ich wünschte, ich hätte den Mut gehabt, mein eigenes Leben zu leben.«
2. »Ich wünschte, ich hätte nicht so viel gearbeitet.«
3. »Ich wünschte, ich hätte den Mut gehabt, meine Gefühle auszudrücken.«
4. »Ich wünschte, ich hätte den Kontakt zu meinen Freunden aufrechterhalten.«
5. »Ich wünschte, ich hätte mir erlaubt, glücklicher zu sein.«

Vielleicht gibt es ja den einen oder anderen Punkt auf dieser Liste, der Sie nachdenklich macht, und Sie nehmen ein entsprechendes Vorhaben in Ihre Löffel-Liste mit auf. Lassen Sie Ihre Gedanken um möglichst viele Aspekte Ihres Lebens kreisen.

Hier noch ein paar weitere Fragen, die Ihnen dabei helfen, Ihre Träume und Wünsche ausfindig zu machen:

— Was möchten Sie noch von der Welt sehen? Denken Sie dabei an Sehenswürdigkeiten und Naturschauspiele – vom Yellowstone Nationalpark bis zu den Polarlichtern in Nordeuropa.
— Was möchten Sie noch an Außergewöhnlichem erleben? Ihren Lieblingsstar persönlich kennenlernen? Mit einem Heißluftballon fliegen? Ein Dinner im Dunkeln genießen?
— Welche Form von Beziehung möchten Sie noch erleben? Eine große Liebe? Einen besten Freund oder eine beste Freundin? Jemand, mit dem Sie durch dick und dünn gehen?
— Möchten Sie noch etwas Neues lernen? Ein neues Wissensgebiet

für sich erobern? Gasthörerin bei einer Uni sein? Wollten Sie nicht immer mal Geige oder Gitarre spielen? Malen, tanzen, Yoga machen ... oder über die Frühgeschichte Europas Bescheid wissen?
— Möchten Sie in diesem Leben noch anderen Menschen konkret geholfen haben? Ein Ehrenamt, das Engagement in einer Bürgerinitiative, eine Schülerpatenschaft, Spenden oder persönlicher Einsatz – es gibt viele Formen, andere zu unterstützen.

WAS MIR PERSÖNLICH WICHTIG IST

Auf Ihrer persönlichen Löffel-Liste sammeln Sie alle Erfahrungen, die Sie gerne noch machen möchten. Es ist ein ähnliches Herangehen wie bei »Mein 80. Geburtstag«. Doch während dort der Schwerpunkt darauf liegt, wofür Sie gerne Wertschätzung von anderen erfahren möchten, geht es hier um Spannendes, Vergnügliches, Abenteuerliches, vielleicht auch das Erweitern von Wissen und Können. Der Nutzen einer solchen Liste liegt einerseits im Aufschreiben selbst – man wird sich klar darüber, welche Sehnsüchte es gibt –, zum anderen bleibt man auf Tuchfühlung, sodass sich allmählich auch Impulse für die Verwirklichung daraus entwickeln.
Wahrscheinlich fallen Ihnen spontan etliche Vorhaben ein, die Sie »schon immer mal« in Angriff nehmen wollten. Schreiben Sie einfach alles auf, was Ihnen in den Sinn kommt. Banales, Ausgefallenes, Verrücktes, Verwegenes ... Zensieren Sie nichts, schreiben Sie einfach auf, was Ihnen einfällt. Nehmen Sie dann in den darauffolgenden Tagen immer mal wieder Ihre Löffel-Liste zur Hand. Woran haben Sie vielleicht bislang nicht gedacht? Ergänzen Sie Ihre Liste sofort, wenn eine neue Idee auftaucht. Wenn auf Ihrer Liste alles steht, was

Ihnen wichtig ist, dann erst mustern Sie die Dinge aus, die Ihnen bei näherem Hinsehen doch nicht so viel bedeuten.

Wenn Ihre Liste steht, dann bleiben Sie mit dem, was Sie notiert haben, in Kontakt, denn es bringt natürlich nichts, die Liste einfach nur in eine Schublade zu legen. Vielleicht machen Sie eine große, dekorative Mindmap daraus, die Sie dann an die Wand heften, an eine Stelle, wo Sie oft einen Blick darauf werfen können. Oder Sie finden Fotos für Ihre einzelnen Wünsche und fertigen eine Collage damit an. Jedes Mal, wenn Sie einen Wunsch verwirklicht haben, schmücken Sie das entsprechende Foto mit einem Herzchen, einem Sternchen, einem vierblättrigen Kleeblatt oder einem anderen Symbol, das eine positive Bedeutung für Sie hat.

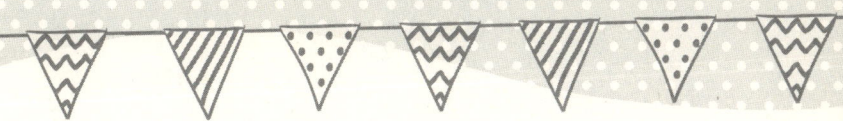

SCHRITT 5

Gemeinsam statt einsam

Die älter werdende Gesellschaft, der Wandel der Arbeitswelt durch die Folgen von Globalisierung und Digitalisierung, die Erkenntnis, dass die Ressourcen dieser Erde begrenzt sind, die sich abzeichnenden Folgen des Klimawandels – das alles erfordert nicht nur mehr Flexibilität von jedem Einzelnen, sondern führt auch dazu, dass Menschen wieder näher zusammenrücken. Vieles, was Sie bisher in der Reise durch die Wechseljahre erfahren, reflektiert und erprobt haben, bewirkt gleichzeitig auch, die Qualität Ihrer Beziehungen zu anderen Menschen zu verändern – meist zum Besseren. Einige der Veränderungen, die Sie nun in Angriff nehmen, scheinen sich einzig und allein auf Sie selbst zu beziehen, andere betreffen auch unmittelbar die Menschen in Ihrem Umfeld. Letztlich aber wirkt sich alles, was Sie unternehmen, direkt oder indirekt auch auf Ihre Umgebung aus.

Sich selbst als Persönlichkeit in Ihrer Individualität zu bejahen und ebenso auch die Veränderungen, die die Wechseljahre mit sich bringen, eine optimistische innere Haltung gegenüber sich selbst und anderen Menschen pflegen und sich befreien von alten Grollbaustellen – dies alles bewirkt, offener und selbstbewusster auf andere Menschen zugehen zu können.

Beziehungen werden ab der Lebensmitte besonders wichtig. Durch Ihre gewachsene Lebenserfahrung wissen Sie jetzt auch viel besser als mit 20 oder 30, wo Ihre Bedürfnisse liegen und welche Menschen gut zu Ihnen passen. Beziehungen, Partnerschaften, Freundschaften und gute Nachbarschaften sind natürlich keine Selbstläufer, sondern wollen gepflegt sein. Bücher, Filme, das Internet und die ganze Welt des Konsums ersetzen nicht den direkten Kontakt zu anderen Menschen.

Wer bedeutet mir viel in meinem Leben?

Gute Beziehungen zu anderen schätzen die meisten Menschen als besonders wichtig für ihr Wohlbefinden ein. Wenn wir im Leben erfolgreich sein wollen, sind wir auf gute Kontakte zu unseren Mitmenschen angewiesen. In der Regel verbindet uns mit denjenigen, deren Nähe wir schätzen, ein Gefühl der Zusammengehörigkeit, egal ob es sich dabei um den Liebespartner, Familienmitglieder, eine Freundin oder einen Freund, um Arbeitskollegen oder Nachbarn handelt. Mit den Menschen, an denen uns liegt, teilen wir vielleicht wichtige Aspekte des Selbstverständnisses, bestimmte Ziele und Aktivitäten, Vorlieben und Abneigungen.

Jedes gute soziale Gefüge lebt von der gegenseitigen Wertschätzung aller Beteiligten. Denken Sie an Ihr soziales Umfeld: Wen schätzen und mögen Sie besonders? Mit wem führen Sie gute Gespräche? Mit wem machen gemeinsame Unternehmungen besonders viel Spaß? Wer steht Ihnen besonders nah? Wen wollen Sie eher auf Distanz halten? Gegen wen haben Sie Vorbehalte? Im Verhältnis zu wem fehlt es Ihnen an Vertrauen? Betrachten Sie dazu alle Ihre Beziehungen von ganz nah bis ganz flüchtig.

Partnerschaft, Nähe und Sexualität

Die größte Nähe zu einem anderen Menschen erfahren wir meist in einer Paarbeziehung. Mit der steigenden Lebenserwartung wird auch die Zahl gemeinsam verbrachter Jahre größer. Viele gemeinsam älter werdende Paare haben in der Lebensmitte bereits eine

Reihe von Jahren mit diversen Höhen und Tiefen erlebt, haben ein Kind oder auch mehrere Kinder großgezogen, vielleicht auch ein Haus gebaut, viel gearbeitet und Karriere gemacht und wohl auch im Sinne des Familienwohls auf das eine oder andere verzichtet. Wenn die Kinder erwachsen werden oder es schon sind, kann man sich endlich wieder mehr Zeit als Paar nehmen – sofern man sich nicht in den zurückliegenden Jahren auseinandergelebt hat.

Paare, die miteinander in die Jahre gekommen sind, spüren nicht selten, dass ihre gemeinsame Lebensplanung nicht mehr auf soliden Füßen steht. In den mittleren Jahren häufen sich Trennungen und Scheidungen. Laut Statista.de waren im Jahr 2016 Männer zum Zeitpunkt ihrer Scheidung durchschnittlich 46,6 Jahre und Frauen 43,6 Jahre alt.

Sind die Kinder groß, gibt es erst einmal keine gemeinsame Verantwortung als Elternpaar mehr, und wenn man sich sonst wenig zu sagen hat und kaum mehr etwas miteinander teilt, fragt man sich natürlich, ob das nun alles gewesen sein soll. Auch das Vergnügen am Sex miteinander und die Lust darauf können in der Lebensmitte nachlassen. Dies muss aber nicht zwangsläufig der Fall sein. Vieles hängt davon ab, wie das Paar mit dem Älterwerden an sich und wie jeder von beiden mit den altersbedingten Veränderungen des Körpers zurechtkommt.

Je stärker sich jemand über sein Aussehen und seine sexuelle Attraktivität definiert und auch entsprechende Erwartungen an den Partner hat, desto schwerer wird es ihm oder ihr fallen, Veränderungen im körperlichen Erscheinungsbild zu akzeptieren. Wem dies jedoch gelingt, der kann Sexualität in der Lebensmitte und danach für sich neu entdecken: ohne falsche Scham, ohne sich oder dem anderen etwas beweisen zu müssen und ohne die Befürchtung, ungewollt schwanger zu werden. Je entspannter und offener Paare mit den körperlichen Veränderungen umgehen und je selbstverständlicher sie auch über Probleme miteinander reden können und beim Partner auf Verständnis treffen, desto mehr vertiefen sie damit ihre Beziehung. Vertrauen schafft die Basis dafür, Sex auch bis ins hohe Alter miteinander haben zu können.

Obwohl die Zahl der Trennungen und Scheidungen in der Lebensmitte einen Höhepunkt erlebt, schafft es doch eine große Anzahl von Paaren, zusammenzubleiben und sich miteinander wohlzufühlen.

Meine Partnerschaft

Stimmt noch alles? Oder haben sich unterschwellig Unzufriedenheiten eingeschlichen? Bewerten Sie doch Ihre Partnerschaft einmal unter den nachfolgenden Gesichtspunkten. Tragen Sie für jeden der angesprochenen Punkte auf einer Skala zwischen 1 und 10 einen gefühlten Wert ein (1 = sehr schlecht, 10 = optimal). Ihr Partner nimmt diese Bewertung aus seiner Sicht ebenfalls vor. Versuchen Sie dabei, so ehrlich wie möglich zu sein.

Wertschätzung
- Gehe ich mit meinem Partner respektvoll um?
- Fühle ich mich von ihm respektvoll behandelt?

Liebe, Zärtlichkeit und Sex
- Wie oft wir Sex miteinander haben, ist für mich okay/ist für mich nicht okay.
- Liebe und Zärtlichkeit sind in unserer Beziehung reichlich vorhanden/gibt es viel zu wenig.

Miteinander reden
- Die Häufigkeit, mit der wir gute Gespräche miteinander führen, ist für mich okay/ist für mich nicht okay?

Gemeinsames Erleben
- Die Häufigkeit, mit der wir etwas miteinander unternehmen, ist für mich okay/ist für mich nicht okay?
- Die Häufigkeit, mit der wir zusammen etwas mit Freunden unternehmen, ist für mich okay/ist für mich nicht okay?

Sicherheit
- Kann ich mich auf meinen Partner verlassen?
- Bin ich selbst bereit, ihm in guten wie in schlechten Zeiten zur Seite zu stehen?

UNGEFÄHRE EINSCHÄTZUNG:
Liegt nur ein einziger Bereich unter 5 und alle anderen darüber, kann man von einem guten Beziehungsfundament sprechen. Besprechen Sie Ihre Ergebnisse gemeinsam und überlegen Sie, was Sie vielleicht ändern und wie Sie gemeinsam vorgehen möchten.

Liegen zwei oder drei Bereiche unterhalb von 5, dann heißt das, dass Sie einander eher gegenseitig im Wege stehen, anstatt sich und Ihre Beziehung zueinander zu fördern. Hier ist zu überlegen, ob die Beziehung überhaupt langfristig noch Sinn hat – sofern Sie nicht beide etwas am Status quo ändern. Ebenso gibt es Gesprächs- und Veränderungsbedarf, wenn sich beide Einschätzungen sehr stark voneinander unterscheiden.

Mona findet ihre Beziehung in den meisten Punkten okay so, wie sie ist, und führt dies auch darauf zurück, dass ihr Partner und sie selbst keine überhöhten Erwartungen voneinander haben. Die beiden reden und diskutieren viel miteinander, sind dabei durchaus nicht immer einer Meinung, können jedoch unterschiedliche Einstellungen und Gewohnheiten gut akzeptieren. Das Paar unternimmt auch viel zusammen oder gemeinsam mit Freunden. Es gibt etliche Interessen, die die beiden miteinander teilen, doch jeder unternimmt auch mal Dinge allein, die der andere nicht so spannend findet. Mona rechnet es ihrem Partner hoch an, klaglos mit ihrer Schlaflosigkeit zu leben und auch geduldig mit dem umzugehen, was Mona ihre »Sinnkrise« nennt und aus der sie nun langsam wieder herausfindet.

Karen *ist weniger zufrieden. Sie ist der Meinung, dass sie und ihr Mann sich im Laufe der Jahre doch ziemlich auseinanderentwickelt hätten. Die beiden unternehmen nur wenig miteinander und auch gemeinsame Gespräche finden eher selten statt. Vielmehr ist jeder zusehends eigene Wege gegangen und hat den anderen nicht mit einbezogen im Glauben, das würde ihn ohnehin nicht interessieren. Karen kann sich daran erinnern, früher oft mit ihrem Mann im Kino gewesen zu sein, um neue Filme anzuschauen. Sie haben auch gemeinsam die Berlinale und andere Filmfestivals besucht und sich hinterher intensiv darüber ausgetauscht. Nach der Geburt der Zwillinge war dies dann eingeschlafen. Karen denkt nun daran, diese Kinobesuche wieder aufleben zu lassen.*

Gegenseitige Wertschätzung, Liebe, Zärtlichkeit und Sex, miteinander reden und Erlebnisse miteinander teilen, sich auch letztlich darauf verlassen können, dass der andere zu einem steht – das ist kein Zauberwerk. Daran lässt sich gemeinsam arbeiten, um einander wieder neu zu entdecken. Manchmal jedoch haben sich tiefe Gräben aufgetan. Eingespurte Verhaltensmuster, Streit um Nichtigkeiten und gegenseitige Anschuldigungen lassen die Beziehung zu einem Ort der permanenten gegenseitigen Unzufriedenheit werden. Man nimmt am Partner nur noch wahr, welche Schwächen er hat und was er alles nicht draufhat. Der Blick für seine Vorzüge ist verloren gegangen. Und natürlich stellt sich dann häufiger auch mal die Frage, ob man nicht mit jemand anderem besser bedient wäre.

Vielleicht sind solche Gräben mithilfe einer Paarberatung wieder einzuebnen, aber vielleicht sind die Differenzen über die Jahre hinweg auch zu groß geworden. Die Lebensmitte ist ein guter Zeitpunkt, sich darüber klar zu werden, ob man gemeinsam alt werden möchte – oder eben nicht.

Neue Beziehungschancen oder selbstbestimmtes Singleleben?

In den letzten 20 Jahren ist die Zahl der Singlehaushalte in Deutschland beständig angestiegen. Im Jahr 2016 gab es hierzulande bereits nahezu 17 Millionen Einpersonenhaushalte, davon allein 3,5 Millionen in Berlin, der Stadt, die als »Hauptstadt der Singles« gilt, zumindest von den absoluten Zahlen her. Die Gründe für das Alleinleben sind vielfältig. Teilweise geschieht es unfreiwillig, z.B. wenn der Partner verstorben ist oder nach einer ungewollten Trennung oder Scheidung. Dann bedeutet das Singledasein in erster Linie, sich einsam zu fühlen. Doch es gibt auch Singles, die mit ihrem Leben rundum zufrieden sind und gar keinen Partner haben möchten.

Der prozentuale Anteil von Frauen wie Männern, die als überzeugte Singles leben, ist in den letzten Jahren relativ stabil geblieben. Während die einen intensiv nach einer neuen Partnerschaft suchen und dabei oft auch an ihren hohen Ansprüchen scheitern, fehlt es bei den selbstbestimmten Singles überhaupt an der Motivation, sich noch einmal auf eine Beziehung einzulassen.

Aufgrund früherer Studien sind Forscher lange davon ausgegangen, dass Menschen in festen Partnerschaften zufriedener, glücklicher und gesünder seien als Alleinlebende und zudem auch länger leben würden. Auch Dating-Portale, Singlebörsen und zahlreiche Apps unterstützen die Annahme, dass das Leben ohne feste Partnerschaft nur halb so erfüllend sei. Neuere Untersuchungen widersprechen diesen Überzeugungen.

Wie die US-amerikanische Psychologin Bella DePaulo auf einer der jährlichen Tagungen der American Psychological Association darlegte, zeichnen ihre aktuellen Studien ein ganz anderes Bild. Demnach sind Singles zum einen karriereorientierter, aber zum anderen auch offener für neue Erfahrungen, nicht nur im Job, sondern auch in ihrer Freizeit. Sie hätten ein größeres Interesse daran, sich persönlich weiterzuentwickeln, und seien auch eher zu Veränderungen bereit. Außerdem konnte DePaulo eine intensivere Bindung zu den Eltern und Geschwistern nachweisen. Auch sind gemeinsame Unternehmungen mit Freunden häufiger als bei Verheirateten. Sie sagt, ihren Studien zufolge seien bewusst als Singles Lebende glücklicher als die meisten verheirateten Paare.

Der Glücksforscher Ruut Verhoeven und seine Kollegen von der Universität Rotterdam kommen zu ganz ähnlichen Ergebnissen. Sie bescheinigen Alleinlebenden im Durchschnitt sogar eine bessere Gesundheit und sagen auch, sie seien »zunehmend glücklicher« als Eheleute. Die Gründe sehen sie darin, dass die Zeiten der Stigmatisierung von Alleinlebenden – »hat keinen abbekommen«, »Mauerblümchen«, »verknöcherter Junggeselle« usw. – mittlerweile Schnee von gestern sind und dass Alleinsein heute viel weniger stressig ist als in vergangenen Zeiten, weil der soziale Druck abgenommen hat. Niemand, der keinen Partner hat oder will, muss sich heute noch »unvollständig« vorkommen. Und das wirkt sich positiv auf Gesundheit und Wohlbefinden aus.

Damit kehren sich alte Befunde aus Soziologie und Psychologie immer mehr in ihr Gegenteil um, denn genau diese beiden Begründungen – weniger Stress und mehr Zufriedenheit – haben lange als Ursache für das ausgeprägtere Wohlbefinden von Verheirateten hergehalten. Doch heute als Single zu leben unterscheidet sich deutlich vom Singleleben früherer Zeiten. Singles genießen heute die Vorteile ihrer Lebensform, ohne sich deswegen bemitleidet, herabgewürdigt oder ausgegrenzt zu fühlen.

*Auch **Hanne** gehört zu den Singles, die sich aus freien Stücken für diese Lebensform entschieden haben. Nach ihrer Scheidung hatte sie nicht gleich wieder eine feste Bindung gewollt und war dann in den folgenden Jahren einige lockere, unverbindliche Beziehungen eingegangen. Dabei war ihr auch bewusst, dass es für sie als alleinerziehende Mutter von drei Kindern mit einer neuen Lebenspartnerschaft nicht leicht gewesen wäre, hätte sie denn wirklich jemanden für ein gemeinsames Leben gesucht. Sie richtete sich auf ein Singleleben mit ihren Kindern ein und lernte schon bald, die Vorzüge zu schätzen. Heute hat sie kein Bedürfnis mehr, daran etwas zu ändern.*

Wenn ihre Jüngste dann in den nächsten Jahren – so wie die älteren Geschwister auch – auf eigenen Füßen stehen wird, sieht sie darin eine Chance, »ihr Ding« machen zu können und das, was sie auf ihre Löffel-Liste geschrieben hat, in die Tat umzusetzen: mehr Zeit mit Freundinnen und Freunden, mit Gleichgesinnten verbringen; Orte besuchen, wo sie »immer schon mal« hinwollte, oder einfach mal faul sein und ein Wochenende nur rumhängen. Die Entscheidung, eine professionelle Pflege für ihre Mutter zu organisieren, hängt ebenfalls damit zusammen. Nach den ganzen Jahren der Verantwortung als Mutter will sie nun nicht sofort wieder von Neuem in die Pflicht genommen werden, sondern frei entscheiden können.

Während also Mona mit ihrem Lebenspartner glücklich ist und Karen neue Wege sucht, die Beziehung zu ihrem Mann wieder spannender zu gestalten, hat sich Hanne bewusst für das Alleinleben entschieden.

Es gibt Millionen Menschen, die in festen Beziehungen leben, und viele von ihnen schätzen die Nähe und Zärtlichkeit, die sie miteinander genießen, die Sicherheit, die es gibt, jemanden an der Seite zu haben und nicht alleine zu sein. Das beglückende Gefühl, dass jemand Anteil am eigenen Leben nimmt und dass da eine hilfreiche Hand ist, wenn's mal nicht so rund läuft. Natürlich sind längst nicht alle für immer und ewig glücklich miteinander, dagegen spricht schon die hohe Scheidungsrate. Manche Paare bleiben aus purem Zweckdenken oder aus Angst vor dem Alleinsein zusammen. Andererseits gibt es eben auch zahlreiche überzeugte Singles, die diese Lebensform wegen der Freiheit, die sie ihnen bietet, schätzen gelernt haben. Und es gibt jene, die ungewollt Single sind und eigentlich nicht allein leben möchten.

Dies alles ist zu verstehen und nachzuvollziehen. Doch ob nun Singleleben, Ehe oder Lebenspartnerschaft: Keine Lebensform garantiert letztlich, glücklich damit zu werden, aber andererseits führt auch keine »garantiert« zu Freudlosigkeit und Überdruss. Oft verbergen sich hinter dem brennenden Wunsch, unbedingt wieder in einer Paarbeziehung leben zu wollen, persönliche Probleme und die Unfähigkeit, das eigene Leben zufriedenstellend zu gestalten. Und oft verbergen sich hinter einer Verweigerung jeglicher Bindung die Angst vor Nähe und der Unwille, mit jemandem Kompromisse schließen zu sollen, statt einfach durchzuziehen, was einem gerade in den Sinn kommt.

In der Lebensmitte gehört es mit zu den größten Herausforderungen, hier eine Entscheidung zu treffen. Will ich mit meinem Partner zusammen alt werden? Will ich die Partnerschaft beenden? Will ich mir einen neuen Partner suchen? Lebe ich lieber allein? Zwischen 40 und 50 wächst die Einsicht, dass es darum geht, das Beste aus dem eigenen Leben zu machen – und das ist als Paar ebenso wie auch als Single möglich.

Mein Freundeskreis: Was macht Freundschaft aus?

Für unser Lebensglück brauchen wir nicht nur die zu uns passende Lebensform, sondern auch echte Vertraute, mit denen wir Erlebnisse teilen und auf die wir uns verlassen können. Freundschaften gelten schon seit jeher als dauerhafter als so manche Liebesbeziehung. Dennoch ist es oftmals schwierig, nahe Kontakte aufrechtzuerhalten.

Hektik und Stress im Alltag, die ständigen Anforderungen, flexibel und mobil zu sein und sich schnell auf technische und organisatorische Neuheiten einstellen zu müssen, gehen oft zulasten intensiverer Beziehungen. Statt tiefer Freundschaften, wo man sich Zeit füreinander nimmt und lange Gespräche miteinander führen kann, gibt es dann viele oberflächliche Beziehungen – zu Kolleginnen und Kollegen, zu Nachbarn, zu Bekannten. Natürlich tun solche unverbindlichen Beziehungen auch gut, doch lockere Bekanntschaften sind eben nicht mit Freundinnen oder Freunden gleichzusetzen, denen wir auch mal Konflikte, frustrierende Erlebnisse oder auch Peinliches anvertrauen können.

Vieles spricht dafür, Freundschaften ganz ähnlich wichtig zu nehmen wie eine Partnerschaft oder die Partnersuche. Zwar mag nicht jede und jeder einen – passenden – Partner haben oder finden, doch es hat jede/jeder die Möglichkeit, gute Freundschaften aufzubauen und zu pflegen. Entscheidend dabei ist die Qualität einer freundschaftlichen Beziehung und weniger, wie viele Freundinnen und Freunde wir haben. Hundert Freunde auf Facebook ersetzen nicht die eine gute Freundin, mit der wir Achterbahn fahren und die uns ihr Ohr leiht, wenn wir Probleme haben oder vor einer wichtigen Entscheidung stehen.

Intensive soziale Kontakte steigern deutlich wahrnehmbar unsere Lebensfreude. Der Soziologe Bruce Headey von der Universität Melbourne fasst die Erkenntnisse aus seinen Studien über den Zusammenhang von Glück und der Qualität sozialer Beziehungen in einem einfachen und zutreffenden Satz zusammen: »Menschen sind am zufriedensten, wenn sie von Freunden umgeben sind.« Freundschaften pflegen, eine stabile und erfüllende Partnerschaft, ein im Wesentlichen konfliktarmer Kontakt zu den eigenen Kindern, ein von einem Wirgefühl geprägtes Betriebsklima, dies alles gibt uns das Gefühl, »hier richtig« zu sein.

Sympathie, Zuneigung, Geborgenheit – all das können wir nur im Austausch mit Menschen erleben, denen wir vertrauen und von denen wir wissen, dass sie uns ebenso vertrauen. Es ist schon seit Anbeginn der Menschheitsgeschichte ein starkes Grundbedürfnis, sich zugehörig zu anderen Menschen, zu einer Gruppe oder auch einer größeren Gemeinschaft zu fühlen. Bereits zu der Zeit, als unsere Vor-Vor-Vorfahren noch als Jäger und Sammler durch die Wildnis streiften, war der wichtigste Bezugspunkt die Sippe, denn es war überlebenswichtig, Teil einer Gemeinschaft zu sein. Wer aus welchem Grunde auch immer auf sich allein gestellt war, überstand das nicht lange.

So gravierend ist das im 21. Jahrhundert zwar längst nicht mehr, doch nach wie vor ist es so, dass Menschen für ein glückliches Leben andere Menschen brauchen. Sich einsam, ausgeschlossen oder nicht zugehörig zu fühlen bringt Stress für Körper und Seele, aber nicht nur das, es gilt auch als einer der Schlüsselfaktoren für die Entwicklung einer Depression. Andererseits erleben wir die wohl stärksten Glücksgefühle zusammen mit anderen – im Austausch über Gedanken und Gefühle, im gemeinsamen Erleben, im Erkennen, was alles verbindet und auch was beim anderen ganz anders ist als bei einem selbst. Über die gleichen Dinge lachen, Rituale gestalten, gemeinsames Singen, miteinander feiern und tanzen, zusammen einen Sieg feiern oder die Bestürzung über eine Niederlage teilen – all das sind Ausdrucksformen unseres Bedürfnisses nach Zugehörigkeit.

Gerade im Zeitalter der immer zahlreicher werdenden Singlehaushalte bekommen gute Freundschaften einen hohen Stellenwert. Sie werden von der Gewissheit durchdrungen, dass es Menschen gibt, die einem wichtig sind und denen man ebenfalls wichtig ist, und das fühlt sich gut an. Wir fühlen uns dort wohl, wo wir uns willkommen fühlen, wo wir mit unseren Vorlieben und Abneigungen auf Interesse und Sympathie stoßen, wo wir aufrichtig sein können, wo wir Wertschätzung erfahren, ohne uns dies erst »verdienen« zu müssen.

Damit ein gutes Miteinander auf Dauer gelingen kann, braucht es Empathie, Mitgefühl und Toleranz. Wir brauchen jemanden, mit dem wir uns häufig austauschen können, zu dem wir eine enge Verbindung haben und an den wir uns jederzeit wenden können. Freunde brauchen wir gerade dann, wenn es uns nicht gut geht, wenn wir einen Fehler gemacht oder etwas völlig Unsinniges getan haben, wenn wir eine unpopuläre Entscheidung getroffen oder uns anderweitig unbeliebt gemacht haben. Nicht nur dann – ganz klar –, aber dann ganz besonders. Freundschaften werden in guten Zeiten aufgebaut, doch in den Zeiten, wo mal alles nicht so rundläuft oder man in eine Krise gerät, bewähren sie sich.

*Für **Hanne** sind ihre Freunde die wichtigsten Bezugspersonen – außer ihrer Mutter und ihren Kindern. Sie ist überzeugt, dass sie vor allem Olga, ihrer ältesten Freundin, viel verdankt, denn Olga habe ihr in der schwierigen Zeit nach der Scheidung hilfreich zur Seite gestanden, habe ein offenes Ohr für ihre Sorgen und Ängste gehabt und es verstanden, sie immer wieder zu ermutigen und zu bestärken. Dafür ist Hanne ihr auch heute noch sehr dankbar.*

Mit wem kann ich
welche Erlebnisse teilen?

Dass zwei Freundinnen oder Freunde in allen Lebensbereichen gleich ticken, ist ebenso selten wie in einer Paarbeziehung. Dazu ist das Spektrum unterschiedlicher Interessen, die jemand haben kann, einfach zu groß. Musikgeschmack, Kultur, Kneipen, Sport, Bücher, Technik, Naturerleben ... Da ist es gut zu wissen, mit wem bestimmte gemeinsame Unternehmungen am meisten Spaß machen. Mit dem einen sind spontane Aktionen gut möglich, bei denen es um Spaß und Vergnügen geht, mit der anderen eher historische Stadtspaziergänge und die Teilnahme an einem Lesecafé, mit dem einen gehen wir morgens joggen und unternehmen öfter mal eine Radtour, mit der anderen besuchen wir Vernissagen und Gala-Abende. Und wiederum jemand anders teilt mit einem eine schöne Umgebung, wo man Gespräche mit Tiefgang führen kann.

Das Schöne ist ja, dass wir uns sowohl unsere Freundinnen und Freunde als auch die Aktivitäten, die uns etwas bedeuten, selbst aussuchen können. Gemeinsames Erleben verbindet. Halten Sie immer mal wieder nach möglichen Aktivitäten Ausschau, die Sie mit anderen teilen können: eine Lesung anhören, zusammen ins Kino und hinterher miteinander Essen gehen, einen Spaziergang zusammen machen, ein Handballspiel angucken, was auch immer.

MIT WEM BIN ICH WOHIN UNTERWEGS?

- Sorgen Sie dafür, in den nächsten 10 bis 15 Minuten Zeit zu haben und ungestört zu sein.

- Nehmen Sie ein Blatt Papier zur Hand, schreiben Sie in die Blattmitte Ihren Namen und ziehen Sie um ihn herum einen Kreis oder ein Oval.
- Denken Sie an Aktivitäten, die Ihnen viel Spaß machen, schreiben Sie jeweils ein Stichwort in Nachbarschaft zu Ihrem Namen auf und umgeben Sie jeden einzelnen Begriff wieder mit einem Kreis oder einem Oval.
- Wenn Sie alle Ihre Vorlieben notiert haben, denken Sie an die Menschen, die Sie gut kennen und die zu Ihrem Freundeskreis gehören, und schreiben Sie ihre Namen direkt zu der entsprechenden Vorliebe oder Aktivität, die sie beide miteinander teilen.
- Wenn Sie in Bezug auf jemanden nur eine Vermutung haben, aber nicht wissen, ob Sie richtigliegen, dann setzen Sie ein Fragezeichen hinter den Namen. Hier können Sie gelegentlich mal nachfragen, ob oder ob nicht.

Wahrscheinlich gibt es in Ihrem Freundeskreis Menschen, mit denen Sie viel gemeinsam planen und erleben können, mit anderen geht dies nur punktuell, und ansonsten unterscheiden sich die Vorlieben deutlich voneinander. Je mehr wir mit einer Person teilen können, desto besser fühlen wir uns verstanden. Vielleicht gibt es auch Vorlieben und Aktivitäten, die Sie mit niemandem teilen, dann können Sie sich überlegen, ob das so bleiben soll oder ob Sie vielleicht die Augen offen halten, um jemanden zu finden, mit dem Sie gemeinsam etwas Entsprechendes unternehmen können.

Möglicherweise stellen Sie auch fest, dass einige Ihrer Freunde bestimmte Interessen auch mit anderen Ihrer Freunde – die sich gegenseitig nicht kennen – teilen, beispielsweise Rockkonzerte oder lange Wanderungen. Dann wäre es vielleicht eine gute Idee, die Leute miteinander bekannt zu machen. Oft entstehen auch durch den Kontakt mit Freunden von Freunden wiederum interessante neue Freundschaften.

Ebenso können Sie Freundinnen und Freunde ermutigen, zu einer gemeinsamen Aktivität auch mal Personen aus deren persönlichem Umfeld mitzubringen, sodass Sie selbst Ihre Kontakte erweitern können – und vielleicht entsteht auch dann aus dem einen oder anderen Kontakt eine neue Freundschaft.

Vom Geben und Nehmen

Gute Freundschaften sind keine Einbahnstraßen. Sie bleiben lebendig und für beide Seiten gewinnbringend, wenn Geben und Nehmen ausgeglichen sind. Haben Sie auch schon mit einseitigen Beziehungen Erfahrungen gemacht, wo Sie ständig die Gebende und der/die andere ständig der/die Nehmende war? Oder vielleicht auch umgekehrt? Für einen bestimmten Zeitraum wie etwa in einer Krise oder während einer Erkrankung ist das völlig okay, aber wenn es ein dauerhaftes Muster zu werden scheint, wird es irgendwann für den gebenden Part zur Belastung. Manchmal wechseln sich die Rollen auch ab: Mal ist es die eine, die mehr gibt, dann wieder die andere. Über einen längeren Zeitraum hin betrachtet, ist ein ausgewogenes Verhältnis von Geben und Nehmen ideal. Einseitigkeit bekommt keiner Freundschaft auf Dauer gut. Dies gilt auch fürs Zuhören, da vielleicht sogar ganz besonders.

Die meisten von uns möchten gerne von sich selbst erzählen, und viele finden die eigenen Geschichten am spannendsten. Trotzdem. Viel reden und wenig tatsächliches Zuhören ist ein Sympathiekiller. Die Achtsamkeit und Wertschätzung, die wir uns von einem Freund oder einer Freundin wünschen, läuft eben auch nicht eingleisig. Wer will, dass der andere aufmerksam und »ganz dabei« ist, wenn wir etwas erzählen, ist gehalten, seinem Gegenüber ebenfalls die volle Aufmerksamkeit zu schenken, uns für ihn oder sie als

Person zu interessieren und uns in das, was ihm wichtig ist, hineinzudenken und hineinzufühlen. Nur so kann es auf Dauer gut funktionieren. Gerade wer gerne redet, ist gefragt, sich auch in die Welt der Freundin/des Freundes hineinzuversetzen. Gutes Zuhören hat viel mit Empathie zu tun.

Auch konstruktive Kritik ist eine Zweibahnstraße. Gute Freundinnen und Freunde können einander auf Fehler hinweisen, ohne dass es destruktiv rüberkommt, sondern weiterhilft. Damit macht auch Mona gute Erfahrungen.

***Mona** meint, dass sie von der Kritik guter Freundinnen viel profitiert hat. Für besonders wichtig hält sie dabei ein gutes Vertrauensverhältnis, sodass zwei Freundinnen einander schon mal deutliche Worte sagen können, ohne dass das Gegenüber beleidigt reagiert. Es muss klar sein, dass die Freundin nicht herabsetzen oder kleinmachen will, sondern zu vermitteln versucht, dass man es eigentlich besser kann. Mona weiß, dass auch sie selbst offen sagen kann, wenn ihr etwas nicht passt oder wenn sie meint, dass die Freundin gerade dabei ist, einen Fehler zu machen. Sie ist froh darüber, dass eine solche Offenheit möglich ist.*

Neue Freunde – und neue Ex-Freunde

Die beste Möglichkeit, neue Freunde zu finden, ist genau dort, wo wir im Alltag mit Menschen ins Gespräch kommen. Tag für Tag gibt es viele Möglichkeiten, mit anderen ein paar Worte zu wechseln. Natürlich lässt sich nicht vorhersehen, ob sich aus einem netten, unverbindlichen Umgang miteinander ein näherer Kontakt oder eines Tages sogar eine richtige Freundschaft entwickeln kann, doch manchmal wirkt so ein wenig Geplauder Wunder und kann tatsächlich der Anfang einer freundschaftlichen Beziehung sein.

Denken Sie daran, wie viele Menschen im Laufe einer Woche ganz zufällig Ihren Weg kreuzen. Einige Ihrer Nachbarn wahrscheinlich, der Lieferdienst; die Frau, die häufig mit Ihnen an der Haltestelle wartet; die Verkäuferin im Discounter; die Kundin, die vor Ihnen in der Postfiliale ansteht usw. Dazu kommen diejenigen, die Sie treffen, wenn Sie sich ganz bewusst unter die Leute begeben – wie beispielsweise bei einer Hochzeit oder auf einem Gartenfest, bei einem Vortrag, in der Gymnastikgruppe, bei Weiterbildungskursen, bei Veranstaltungen, in einer Bürgerinitiative, in einem Verein, im Urlaub usw. Wo immer Sie Menschen treffen, haben Sie die Wahl, mit jemandem in Kontakt zu treten oder für sich zu bleiben.

Wenn Sie sich dafür entscheiden, auf jemanden zuzugehen und mit ihm oder ihr ein paar unverbindliche Worte zu wechseln, können Sie mehr gewinnen als verlieren. Sie machen eine neue Erfahrung mit einem bislang unbekannten Menschen, und vielleicht wird daraus eine nette Bekanntschaft oder mit der Zeit sogar eine Freundschaft. Schon nach einem kurzen Wortwechsel merken Sie in der Regel, ob die Chemie stimmt. Wenn dem so ist, dann bitte nicht einfach wieder weitergehen, sondern sich Möglichkeiten überlegen, wann und wo Sie Ihre neue Bekanntschaft wiedertreffen könnten. Visitenkarten oder Telefonnummern austauschen ist dann der erste Schritt. Halten Sie nach möglichen gemeinsamen Aktivitäten Ausschau: Vorträge, Kino, Events, was auch immer. Signalisieren Sie Interesse, indem Sie entsprechende Vorschläge machen. Trainieren Sie, freundlich und unkompliziert auf andere zuzugehen. Das erhöht die Wahrscheinlichkeit, dass Sie rasch neue Freundschaften schließen.

Wahrscheinlich müssen Sie sich zunächst etwas überwinden, um »einfach so« ein Gespräch mit jemandem anzufangen, den Sie nicht kennen. Das Risiko dabei ist, dass Ihr Gegenüber vielleicht keine Lust auf Kontakt hat und Sie das spüren lässt, oder Sie erkennen, dass er oder sie vielleicht ganz anders ist, als Sie es sich vorgestellt hatten. Aber das können Sie erst einschätzen, wenn Sie den Schritt hin zu ihm oder ihr getan haben. Wenn Sie nichts unternehmen, dann geschieht auch nichts, und Sie wissen nicht, ob Ihnen nicht gerade eine Chance entgangen ist, auf einen sympathischen und interessanten Menschen zu treffen.

Sehr beliebt geworden sind Kontaktportale im Internet. Darunter gibt es nicht nur Partnerbörsen, sondern eben auch Portale für Freundschaften und Freizeitpartner. Nachbarschaftsportale machen auf einfache Weise virtuelle zu tatsächlichen Kontakten. Auch dies könnte ein Weg sein, neue Bekanntschaften zu machen, aus denen sich dann eine Freundschaft entwickeln kann.

Natürlich kann es in Ihrem Freundeskreis auch Menschen geben, mit denen Sie bisher viel in Kontakt waren und wo Ihnen jetzt klar wird, dass diese Freundschaft für Sie schon seit einiger Zeit nicht mehr förderlich ist. Manches Mal leidet eine Freundschaft, ganz ähnlich wie eine Paarbeziehung, unter Ermüdungs- oder Abnutzungserscheinungen. Man entwickelt sich auseinander, das Verständnis füreinander lässt nach, oder es schleicht sich einfach nur Langeweile ein. Vielleicht fühlen Sie sich als Freundin auch ausgenutzt, die Beziehung kommt ihnen zu einseitig vor. Sie sind stets die Gebende, und der Freund oder die Freundin überstrapazieren Ihre Hilfsbereitschaft immer mehr. Sie fühlen sich davon überfahren, dass der andere sich mit seinen Problemen regelrecht aufdrängt, während er seinerseits nicht bereit ist, auf Ihre Bedürfnisse einzugehen und die Probleme, wegen derer Sie gerne einen Rat haben würden, leichtfertig vom Tisch wischt. Dann fragen Sie sich zu Recht, ob der andere Sie nur als einen Mülleimer zum Abreagieren betrachtet.

Auch bei Menschen, die ständig verärgert sind, die alles schwarz in schwarz sehen und immer etwas zum Nörgeln oder zum

Schlechtreden haben, sollten Sie überlegen, ob Sie diese Art Kontakt nicht lieber ziehen lassen, denn: Was bringt es Ihnen, wenn Sie sich hinterher immer so fühlen, als hätte Ihnen ein Vampir sämtliche Energie aus den Knochen gesogen.

Es kann aber auch einfach nur sein, dass Sie sich in der Nähe einer Freundin oder eines Freundes nicht mehr wohlfühlen, ohne dass Sie genau benennen könnten, woran es liegt. Man hat sich innerlich voneinander entfernt und ist sich fremd geworden.

Es gibt viele Gründe, sich aus einer Freundschaft oder auch nur aus einer Bekanntschaft zurückzuziehen, und niemand muss aus purem Pflichtgefühl die Beziehung aufrechterhalten. Lassen Sie Kontakte, die nicht mehr passen, einfach langsam einschlafen. Ziehen Sie sich zurück. Zeit können Sie nur einmal verbringen, und Zeit, die verbracht ist, lässt sich nicht zurückholen, sosehr wir uns das auch manchmal wünschen. Und da ist es besser, Sie investieren Ihre Zeit in Freundschaften, die Ihnen etwas bedeuten.

MEINE FREUNDE, MEINE KÜNFTIGEN FREUNDE UND MEINE KÜNFTIGEN EX-FREUNDE

Nehmen Sie sich eine halbe Stunde Zeit und sorgen Sie wieder dafür, ungestört zu sein. Setzen Sie sich in einen bequemen Sessel und entspannen Sie sich.

- Wenn Sie die letzten 20 Jahre wie einen Film an Ihrem inneren Auge vorbeiziehen lassen ... mit wem waren Sie in früheren Zeiten besonders gern zusammen und mit wem sind Sie heute besonders gern zusammen?
- Warum? Was macht(e) die Qualität dieser Freundschaft aus?

- Welche Unterschiede gibt es zwischen damals und heute? Wie haben sich Ihre Bedürfnisse und Erwartungen verändert?
- Welche Freundschaften bestehen seit Langem und sollten wieder intensiver gepflegt werden?
- Welche Kontakte, Bekanntschaften und Freundschaften bringen Ihnen nichts oder nur wenig und werden vielleicht nur noch aus purer Gewohnheit aufrechterhalten?
- Nachdem Sie Zeit nur einmal »ausgeben« können: Mit wem wollen Sie künftig weniger Kontakt haben?
- Mit wem wollen Sie künftig mehr Kontakt haben?
- Was könnten Sie mit den Menschen, mit denen Sie mehr Kontakt haben wollen, gut gemeinsam unternehmen? (Ziehen Sie hierzu auch Ihre Aufzeichnungen zu »Mit wem bin ich wohin unterwegs?« zurate.)
- Welche Menschen möchten Sie künftig gerne näher kennenlernen und wie könnten Sie den Kontakt knüpfen und vertiefen?

Wie Freunde zu Nachbarn werden

Leben mit anderen. Eine Hausgemeinschaft gründen. Lassen Sie diese Idee einfach mal auf sich wirken. Hausgemeinschaft bedeutet nicht Wohngemeinschaft. In einer Wohngemeinschaft gibt es – vom eigenen Zimmer einmal abgesehen – kaum Rückzugsmöglichkeiten. In einer Hausgemeinschaft hat jeder seine eigene Wohnungstür und eigenen Freiraum.

Sie haben jetzt vielleicht ein eigenes Haus oder Sie wohnen – allein oder mit Ihrem Ehe- oder Lebenspartner – in einer großen Wohnung. Nun sind die Kinder bald in alle Himmelsrichtungen verstreut, und Sie fragen sich, was Sie mit all diesen Räumen anfangen sollen, die in Kürze nicht mehr bewohnt sind. Schön, Sie können sich ein Arbeitszimmer, ein Atelier oder einen Entspannungsraum einrichten. Oder ein weiteres Gästezimmer. Wohnen auf vielen Quadratmetern Fläche erfordert jedoch einen großen Aufwand an Reinigung und auch Instandhaltung.

Denken Sie mal 20 Jahre in die Zukunft: Ist es da immer noch so prickelnd, sich um alle diese Räume, Flächen, Möbel und was noch alles kümmern zu müssen? Vielleicht auch noch einen großen Garten pflegen? Das alles ist jetzt gut zu bewerkstelligen, aber in späteren Jahren vielleicht nicht mehr. Und dann mit 65 oder 70 erst umziehen? Aus dem Stand heraus? Es spricht einiges dafür, sich schon zwischen 40 und 50 zu überlegen, wie Sie in späteren Jahren leben wollen.

Untersuchungen haben gezeigt, dass über die Hälfte aller Menschen über 65 durch ihre Wohnverhältnisse objektiv überfordert sind: eine zu große Wohnung, ein zu großes Haus, ein zu großer Garten. Aber recht wenige gestehen sich diese Überforderung ein. Überzeugungen und Verhaltensmuster sind im fortgeschrittenen Alter schwerer zu ändern als in jüngeren Jahren. Die entscheidenden Weichenstellungen für ein gutes Leben im Alter müssen also vorher stattfinden (siehe dazu auch »Schritt 6: … und so möchte ich alt werden«). Verdrängen hilft hier gar nichts. Sie sind jetzt zwischen 40 und 50. Oder vielleicht schon etwas über 50. Hier und jetzt haben Sie noch alle Möglichkeiten, Ideen zu finden und zu planen, wie Sie künftig am liebsten leben wollen.

Gemeinschaftliche Wohnprojekte bieten – für eine Person allein oder als Paar – die Möglichkeit, mit den Menschen ein Haus zu teilen, mit denen Sie sich gut verstehen und mit denen Sie gerne gemeinsam alt werden wollen. Es sprechen gute Gründe dafür, sich das lange im Vorfeld zu überlegen und diejenigen Ihrer Freunde anzusprechen, die für ein Gemeinschaftsprojekt infrage kommen. Wenn Sie Ihr Leben künftig hauptsächlich damit verbringen,

Sachen zu verwalten, bleibt nicht genug Zeit für Sie selbst und Ihre persönliche Weiterentwicklung. Denn weiterentwickeln können Sie sich bis ins hohe Alter hinein. Und Sie haben mit Sicherheit mehr Spaß daran, Zeit für Dinge zu haben, die Sie erfüllen und glücklich machen, als Sie mit dem Verwalten, Putzen und Sortieren Ihres Hab und Guts zu verbringen.

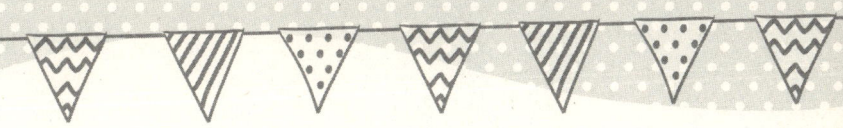

SCHRITT 6

... und so möchte ich alt werden

Klar, jeden Tag wird jeder ein wenig älter, unmerklich zwar, aber auch allen Anti-Aging-Bestrebungen zum Trotz ist das chronologische Alter nicht wirklich aufzuhalten. Was uns heute von früheren Generationen unterscheidet, sind Lebensdauer und Lebensbedingungen, unter denen wir altern. Noch nie haben so viele Frauen und Männer ein so hohes Lebensalter erreichen können wie heute. Es geht aber nicht allein darum, nur ein hohes Lebensalter um seiner selbst willen erreichen zu wollen. Denn was bringt das, wenn man schon frühzeitig von verschiedenen Folgen eines ungesunden Lebensstils geplagt wird? Und sich dies dann mit vorrückendem Alter immer weiter verschlimmert?

Also kann es nur darum gehen, bei guter Gesundheit älter zu werden, damit wir die zusätzlichen Lebensjahre auch genießen können. Gerade in der Lebensmitte ist dieser Weitblick wertvoll. Es ist wichtig zu überlegen, was wir aktiv dazu tun können, uns unsere Gesundheit zu erhalten und unser Wohlbefinden zu fördern.

Viele Frauen sind aufgrund einer Biografie, die mehr zick und zack und kreuz und quer als geradlinig angelegt war, aufgeschlossener für Veränderungen in ihrem Leben als viele Männer, deren Lebenslauf tatsächlich so etwas wie eine gerade Linie darstellt. Sie haben sich in ihrem Werdegang auf viele Wendungen und Unvorhergesehenes einstellen müssen, etwa Schwangerschaften und die Geburt von Kindern, eine berufliche Pause, die Sorge um pflegebedürftige Angehörige, ein Wiedereinstieg ins Arbeitsleben, eine Umschulung oder ein völliger Neustart in die berufliche Selbstständigkeit. Dies schult darin, flexibel mit Veränderungen, Verlusten und der Anpassung an überraschende Entwicklungen umgehen zu können, was wiederum die Chance für Zufriedenheit und innere Balance im Alter wahrscheinlicher macht. Wie alt wir werden und wie wir alt werden, haben wir also doch ein großes Stück weit selbst in der Hand. Am biografischen Alter können wir nichts ändern, am biologischen und am psychologischen Alter hingegen schon.

*Für **Karen** ist dies eine neue Sicht der Dinge. Allzu lange hatte sie einseitig auf die Nachteile geschaut, die ihr ungeliebter Beruf, die Konsequenzen aus der ungeplanten Schwangerschaft und die Folgen anderer Zufallsentscheidungen mit sich brachten. Sie kann zwar an ihrem biografischen Alter und der Zeit, die verstrichen ist, nichts ändern, doch wie es nun weitergeht, kann sie sehr wohl in vielerlei Hinsicht entscheiden oder zumindest mitentscheiden. Dies lässt sie etwas versöhnlicher auf ihre damalige Sprunghaftigkeit zurückblicken.*

Biografisches, biologisches und psychologisches Alter

Wissenschaftlich betrachtet, unterscheidet man zwischen biografischem und biologischem Alter. Das biografische Alter meint schlicht das Lebensalter in Jahren, so wie es in Ihrem Pass steht, während das biologische Alter den tatsächlichen Zustand des Körpers beschreibt. Dies drückt sich objektiv messbar in einer Reihe von Faktoren aus, wie beispielsweise der Lungenleistung, der Reaktion des Pulses in Ruhe und bei Belastung, der Beweglichkeit, der Muskelkraft, der Leistung des Gedächtnisses usw. Man geht davon aus, dass etwa 30 Prozent unseres körperlichen Befindens genetisch vorgeprägt sind, während 70 Prozent vom Lebensstil abhängen. Es kommt also entscheidend darauf an, was wir aus unseren Anlagen, Stärken und Schwächen tatsächlich machen.

Mit dem psychologischen Alter verhält es sich ganz ähnlich. »Man ist so alt, wie man sich fühlt«, sagt der Volksmund. Und wie man sich fühlt, das hängt zum einen natürlich vom biologischen Alter ab, zum anderen aber auch von den Altersbildern, die jeder von uns im Kopf hat, also davon, was uns in den Sinn kommt, wenn wir an das Alter und überhaupt das Altern denken. So ist es zu erklären, dass sich eine Frau mit 60 schon alt fühlen kann, da sie in ihrem Kopf eine entsprechende Vorstellung gespeichert hat – wo auch immer diese herkommt. Eine andere Frau im gleichen Alter fühlt sich topfit und viel jünger, als ihr Pass es ihr bescheinigt. Sie verbindet mit 60 nicht »Alter«, sondern »mitten im Leben stehen«, da sie, was das Altern angeht, in früheren Jahren entsprechende Vorbilder kennengelernt und dies ihr Bild vom Älterwerden geprägt hat.

Auch in einer über 23 Jahre geführten Langzeitstudie zeigte sich, dass Menschen mit einem positiven Altersbild mehrere Jahre länger lebten als diejenigen mit einem negativen. Menschen mit negativen Erwartungen neigten der Studie zufolge auch eher zu Herz-Kreislauf-Erkrankungen und schlechten Gedächtnisleistungen als diejenigen mit optimistischen Vorstellungen hinsichtlich des Alterns.

FÜNF IRRTÜMER ÜBER DAS ALTER

1. RÜCKENSCHMERZEN SIND IM ALTER UNVERMEIDBAR.

Stimmt nicht. Rückenpatienten gibt es bei Erwachsenen in jedem Lebensalter, denn Rückenprobleme kommen meist nicht von langjährigen Belastungen, sondern von einem entsprechenden Lebensstil: zu viel Sitzen im Beruf und auch in der Freizeit, Übergewicht, chronische Muskelverspannungen, zu wenig Bewegung, zu wenig Training und als Folge davon eine schwache Rücken- und Bauchmuskulatur. Wenig genutzte Muskeln werden abgebaut, egal in welchem Alter. Wer hier beginnt gegenzusteuern und für mehr Bewegung und Training sorgt, kann auch im höheren Alter Verschleißerscheinungen der Wirbelsäule entgegenwirken.

2. MIT DEM ALTER WIRD DAS HERZ SCHWÄCHER.

Das ist nicht zwangsläufig der Fall. Wer ein gesundes Herz hat, kann mit relativ wenig Aufwand dafür sorgen, dass dessen Leistungsfähigkeit lange erhalten bleibt. Gut dafür sind etwa Walking, Wandern, Radfahren, Tanzen oder Schwimmen, aber auch alle anderen Ausdauersportarten.

Einen Anhaltspunkt, wie es um Ihr Herz bestellt ist, gibt Ihnen der Ruhepuls. Er gibt an, wie oft das Herz pro Minute schlagen sollte, um den Körper ausreichend mit Blut zu versorgen. Bei Erwachsenen sollte der Ruhepuls etwa 60 bis 80 Schläge pro Minute betragen. Sobald man sich bewegt, steigt der Puls an, da dann mehr Blut in die Muskeln gepumpt werden muss.

3. IM ALTER SOLLTE MAN VIEL MEHR TRINKEN.

Nicht »viel mehr« oder »so viel wie möglich«, sondern einfach nur genügend trinken ist die Devise. Weil vielen Älteren das Durstgefühl fehlt, trinken sie zu wenig. Die Deutsche Gesellschaft für Ernährung geht von einem Flüssigkeitsbedarf von durchschnittlich etwa 2,25 Litern bei gesunden älteren Menschen aus, davon kann man dann etwa eineinhalb Liter über Getränke zu sich nehmen und den Rest über die Mahlzeiten (Gemüse, Obst, Milchprodukte etc.).

4. IM ALTER HAT MAN KEINEN SEX MEHR!

Dem ist nicht so. Einer Studie des Instituts für Medizinische Psychologie und Soziologie der Universitätsklinik Rostock zufolge zeigten sich mehr als fünfzig Prozent der 63-Jährigen mit ihrem Sexleben zufrieden, bei den 75-Jährigen waren es sogar über zwei Drittel. Auch anderen Umfragen zufolge sind 60- bis 75-Jährige noch größtenteils sexuell aktiv. Erst im sehr hohen Alter lassen die sexuellen Aktivitäten dann nach, rein statistisch betrachtet.

5. WER ALT IST, LERNT NICHTS MEHR DAZU.
Dass man im Alter nichts mehr erlernen kann, ist ein großer, leider sehr verbreiteter Irrtum. Nicht die Lernfähigkeit nimmt im Alter ab, sondern allenfalls die Lerngeschwindigkeit. Auch mit 60 oder 70 Jahren und darüber hinaus kann man sich noch neue Wissensgebiete und Fertigkeiten erobern. Ob Motorik, Gedächtnis oder Kombinationsvermögen: Alles bleibt trainierbar (siehe dazu auch den Abschnitt »Ein wenig ›Gehirnkunde‹: Älterwerden aus der Sicht der Hirnforschung«, S. 201 ff.).

Was wirklich alt macht

Zu den Dingen, die uns tatsächlich schneller altern lassen, gehören neben den Dingen, über die viel geschrieben wird – falsche Ernährung, ausschweifender Lebensstil, zu viel Sonne und zu wenig Bewegung –, vor allem auch Faktoren, die den psychologischen Aspekt des Alterns betreffen. Das Bild, das man selbst vom Altern hat, beeinflusst, wie gut man physisch und psychisch altert. Wer sich häufig grämt und verbittert ist, stirbt früher. Eine versöhnliche und optimistische Einstellung dagegen verlängert das Leben.

Dies hatten u. a. die Sozialpsychologin Becca Levy und ihre Kollegin Ellen Langer von der Yale University in einer Studie mit 660 Teilnehmern dokumentiert. Die Probanden waren in den 1980er-Jahren nach ihrer Einstellung zum Leben und zum Älterwerden befragt worden. Die jüngsten der Teilnehmenden waren damals 50 Jahre alt. Ein Vierteljahrhundert später wollten die Forscherinnen wissen, ob sich die damaligen Aussagen und die dahinterstehenden Einstellungen auf das Leben der Befragten ausgewirkt hätten, und kamen zu einem erstaunlichen Ergebnis: Die Teilnehmer, die gelassen und optimistisch in die Zukunft blickten, lebten durchschnittlich 7,5 Jahre länger als jene, deren innere Haltung von Pessimismus und Verbitterung geprägt war. Der Einfluss der positiven Einstellung sei sogar stärker gewesen als die Auswirkungen regelmäßigen Sports oder des Verzichts auf Genussmittel.

WIE SIE GANZ SCHNELL ALT WERDEN

Wie die beiden Persönlichkeitstrainer Ian McDermott und Joseph O'Connor herausfanden, wirken sich einschränkende innere Überzeugungen nicht nur deutlich auf Krankheitsverläufe und Genesung aus, sondern auch auf die Alterungsprozesse. Im Einzelnen machen sie folgende Faktoren für beschleunigtes Altern verantwortlich:

- Stress
- Sorgen
- Gefühl der Hilflosigkeit
- Depressionen
- Feindseligkeit gegenüber sich selbst und anderen
- Unfähigkeit, Gefühle auszudrücken
- Mangel an guten Freunden
- Rauchen

(aus: »NLP und Gesundheit«, 2002)

Positiv gewendet bedeutet dies: Es gibt Faktoren, die dazu beitragen, harmonisch und im Einklang mit sich selbst älter zu werden:

– Entspannung
– Zuversicht
– Gefühl der Selbstwirksamkeit

- Fröhlichkeit, Humor
- Versöhnung mit sich selbst und anderen
- Fähigkeit, Gefühle auszudrücken
- gute Freunde haben
- viel Sauerstoff

Freiwillig möchte wohl niemand biologisch älter sein, als er tatsächlich ist. Wenn man sein Dasein verlängern will, wäre eine effektive Möglichkeit, es durch ungesunde Angewohnheiten und eine griesgrämige Lebenseinstellung nicht unnötig zu verkürzen. Auf der Liste des Autorenteams Mc Dermott/O'Connor scheint »Feindseligkeit gegenüber sich selbst und anderen« bzw. »Versöhnung mit sich selbst und anderen« der wesentlichste Punkt zu sein. Alter Groll und Bitterkeit vergällen nicht nur den Lebensgenuss, sondern wirken regelrecht als Gift für Körper, Geist und Seele – bis hinein in die letzte Zelle sozusagen. Schon allein deswegen ist es effektiv, Groll und Bitterkeit loszulassen, denn dies beeinflusst alle anderen Punkte ganz unmittelbar (siehe dazu auch S. 131 ff.).

Ein wenig »Gehirnkunde«: Älterwerden aus der Sicht der Hirnforschung

Drei Faktoren prägen die Leistungsfähigkeit unseres Gehirns: die Gene, die Umgebung und die Übung. Wobei die Gene und die Umgebung, in der wir aufgewachsen sind, zusammen etwa für 30 bis 40 Prozent unserer Hirnleistung verantwortlich sind. 60 bis 70 Prozent werden durch Übung, sprich den konkreten Einsatz unserer kognitiven Fähigkeiten, bestimmt, denn das Gehirn ist kein statisches Organ, sondern zeitlebens in ständiger Veränderung begriffen. Wenn wir etwas Neues lernen, bilden sich Synapsen neu aus oder verstärken sich, wodurch Hirnregionen dichter miteinander verdrahtet werden können. Auch im hohen Alter kann das Gehirn noch neue Synapsen bilden. In bestimmten Regionen ist im Alter sogar Neurogenese, d.h. das Entstehen neuer Gehirnzellen, möglich. Verschiedene Untersuchungsergebnisse aus der Hirnforschung legen nahe, dass in bestimmten Bereichen des Gehirns sogar im Alter noch neue Nervenzellen entstehen können, so beispielsweise auch im Hippocampus, der für die Übertragung des Wissens vom Kurzzeit- ins Langzeitgedächtnis verantwortlich ist. Wenig benutzte und überflüssige Synapsen werden dagegen gekappt oder die Verbindungen zwischen den Zellen dünner.

Das Gehirn »schonen« zu wollen ist also kontraproduktiv. Ganz im Gegenteil ist es so, dass geistige Aktivität dafür sorgt, dass Denkvermögen und Gedächtnis gut in Schuss bleiben. Wer viel unternimmt und sich auf neue Eindrücke einlässt, soziale Kontakte pflegt und sein Denk- und Kombinationsvermögen häufig herausfordert, baut nicht so schnell ab wie jemand, der vorwiegend um sich selbst und seine Gewohnheiten kreist. Wer sich im Job oder auch in seiner Freizeit immer wieder auf andere Themen und auf neue Kontakte einstellen muss, bleibt mental fitter als jemand, der nur wenig Abwechslung im Beruf und in seiner Alltagsgestaltung hat. Dann ist es umso wichtiger, sich wenigstens in den Bereichen, über die man selbst entscheiden kann, immer wieder neuen, spannenden Interessenfeldern zuzuwenden.

Unser Gehirn will beansprucht werden, um lange gut zu funktionieren. Eine Sprache lernen, ein interessantes Wissensgebiet für sich erobern oder sich ganz neu in Line Dance oder Gitarrespielen zu üben mag wohl anstrengend sein, hält aber fit, und mit wachsendem Können macht es auch viel Spaß.

Die Fähigkeit, Assoziationsketten herzustellen, ist bei älteren

Menschen oft besser ausgebildet als bei jüngeren. Hier ist natürlich die große Lebenserfahrung ein Plus, da gibt es einen entsprechend großen Vorrat an Bildern, Sinneseindrücken und Begriffen. Das Fach- und Erfahrungswissen, das im Laufe der Zeit im Langzeitgedächtnis gespeichert wird, nimmt mit dem Alter immer mehr zu. Eine eventuell nachlassende mentale Verarbeitungsgeschwindigkeit kann dann leicht dadurch ausgeglichen werden, dass es schon viele Querverbindungen von Gedanken und Eindrücken gibt, die rasch abgerufen werden können.

Zwar ist es so, dass die fluide Intelligenz – also wie schnell wir in der Lage sind, etwas zu begreifen, Dinge miteinander zu vergleichen und viele Informationen kurzzeitig zu speichern – schon frühzeitig abnimmt. Dies wird als das Kurzzeit- oder Arbeitsgedächtnis bezeichnet. Aber im Gegensatz zur fluiden Intelligenz beschreibt die kristalline Intelligenz Denk- und Gedächtnisleistungen, die auf unserem Sprachverständnis, Sach- und Erfahrungswissen basieren. Hier sind beispielsweise auch unsere Strategien zur Lebenstüchtigkeit angesiedelt. Während also die fluide Intelligenz stetig abnimmt, bleibt die kristalline Intelligenz bis ins hohe Alter erhalten und kann sich in manchen Bereichen sogar noch steigern.

Mittlerweile weiß man, dass nicht nur geistige Aktivität und rege soziale Kontakte gut für Denken und Gedächtnis sind, sondern auch Sport dazu beiträgt, Alterungsprozesse im Gehirn aufzuhalten. In einer randomisierten kontrollierten Studie von Forschern der Universität Frankfurt am Main wurden die Effekte von regelmäßiger Bewegung auf den Gehirnstoffwechsel und das Gedächtnis bei 60 Probanden im Alter zwischen 65 und 85 Jahren untersucht. Wie aus dieser Untersuchung hervorging, verbesserte sich beispielsweise das Gedächtnis von 72-Jährigen deutlich, als sie ein Laufprogramm absolvierten. Sich dreimal in der Woche dem Lauftraining zu widmen hatte eine Annäherung ihrer Hirnaktivitätsmuster an jüngere Leute zur Folge (vgl. dazu auch den Abschnitt »Bewegung«).

Fazit: Wir können schon in jungen Jahren – oder auch in der Lebensmitte – sehr viel dafür tun, im Alter geistig fit zu bleiben. Das Gehirn verfügt über ein neuronales Netzwerk. Verändern sich die Anforderungen, verändert sich auch das Gehirn. Neues zu lernen hat zur Folge, dass neue Synapsen zwischen den Zellen gebildet werden. Was wichtig erscheint, wird gespeichert. Sportliche Aktivität hat zur Folge, dass sich die Gedächtnisleistung wieder verbessern kann.

Die drei Säulen eines gesunden Lebensstils

Dass jeder essen und trinken muss, um am Leben zu bleiben, ist klar. Ohne Essen überlebt man zwar wesentlich länger als ohne Trinken, aber nach ein paar Wochen wird's dann auch da brenzlig – wobei noch nichts über die Qualität dessen gesagt ist, was wir Tag für Tag zu uns nehmen. Dass wir aber ohne Bewegung ebenfalls rasch am Ende sind, erstaunt vielleicht, ist aber mittlerweile gut belegt. Studien haben ergeben, dass jährlich weltweit ca. ein Zehntel aller Todesfälle auf mangelnde körperliche Bewegung zurückzuführen sind. Inaktivität verursacht den Forschern zufolge beispielsweise sechs Prozent der Fälle von koronarer Herzkrankheit, sieben Prozent der Typ-2-Diabetes-Erkrankungen oder auch zehn Prozent der Fälle von Brust- und Dickdarmkrebs.

Ohne Entspannung geht ebenfalls rein gar nichts. Für unser körperliches und seelisches Gleichgewicht brauchen wir den Tiefschlaf ebenso wie die Traumphasen. Es verwundert nicht, dass die Liste der gesundheitlichen Folgen von Schlafmangel lang ist.

Wo alle drei unserer »Basics« im Lot sind, bewirken sie ein großes Plus für unsere Gesundheit und unser Wohlbefinden.

Ernährung

Essen ist wesentlich mehr als nur reine Nahrungsaufnahme. Was wir essen und wie wir essen, ist auch wichtig für unsere Lebensqualität. Gesunde Ernährung mit vielen Vitalstoffen kann einen großen Beitrag dazu leisten, langfristig gesund zu bleiben und vielen altersbedingten Beeinträchtigungen vorzubeugen. Mit zunehmendem Lebensalter lohnt es sich deshalb, genauer auf das zu achten, was auf den Teller kommt. Ein spezieller Speiseplan oder eine besondere Diät sind dafür nicht nötig, denn die Richtlinien für eine gesunde Ernährung sind für Jung und Alt gleichermaßen gültig. Was heißt: Frisches Obst und Gemüse und auch Vollkorn-Getreideprodukte sollten häufig verzehrt werden, während bei Fleisch, fett- und zuckerhaltigen Lebensmitteln Zurückhaltung angesagt ist. Zudem empfiehlt die Deutsche Gesellschaft für Ernährung, täglich Milchprodukte zu essen sowie auch einmal in der Woche Seefisch.

Wie mittlerweile belegt ist, erhöht eine obst-, gemüse- und vollkornbetonte Ernährung die Lebenserwartung und vermindert das Risiko für Herzinfarkt, Diabetes und Schlaganfall. Experten führen das darauf zurück, dass bei einer pflanzenbetonten Ernährung viele Mikronährstoffe aufgenommen werden.

Gesunde Ernährung lohnt sich also – gerade ab der Lebensmitte. Dass sich eine Umstellung auf gesunde Kost sogar noch im Alter positiv auf das körperliche Befinden auswirken kann, legt eine Studie des Teams um die Ernährungswissenschaftlerin Siâ M. Robinson von der Universität Southampton nahe. Die Forscher fanden heraus, dass eine qualitativ hochwertige Ernährungsweise stets mit einer höheren Leistungsfähigkeit im Alter einhergeht – auch wenn erst jenseits der 60 damit begonnen wird. Der Studie zugrunde lag eine Ernährungsweise, die Obst, Gemüse und Vollkornprodukte in den Vordergrund und Weißmehlprodukte, Fleisch und Produkte mit Zuckerzusatz in den Hintergrund stellte, d.h., diese waren nicht an sich ausgeschlossen, sondern der Konsum war nur stark reduziert.

Die Untersuchung umfasste 969 Teilnehmende im Alter von 36, 43, 53 und 60 bis 64 Jahren. Begleitet wurde die Erhebung von verschiedenen Mobilitätstests der Probandinnen und Probanden, auch die jeweils körperliche Leistungsfähigkeit testen zu können.

Die Resultate zeigten deutlich den Zusammenhang zwischen einer qualitativ hochwertigen, ausgewogenen Kost und der Steigerung der körperlichen Leistungsfähigkeit. Dies war ganz unabhängig von Alter und Geschlecht. Die Forscher gehen davon aus, dass vor allem auch die in der hochwertigen Ernährungsweise enthaltenen Vitamine und Mineralstoffe an diesem Effekt beteiligt sind, da sie für den Muskel- und Skelettaufbau eine große Rolle spielen. Die Forscher räumen zwar ein, dass sich aufgrund dieser Studienergebnisse keine endgültigen Rückschlüsse ziehen lassen, doch geben die Ergebnisse wichtige Hinweise für den Umgang mit Einschränkungen der körperlichen Fitness.

***Hanne** hatte zuerst nicht glauben wollen, dass ab der Lebensmitte der Energiebedarf sinkt – bis sie dann der Blick auf die Waage überzeugte. Sie legte tatsächlich an Gewicht zu, ohne an ihrer Ernährungsweise irgendetwas geändert zu haben. Das empfand sie als frustrierend, entschied aber schnell, nicht weiter zu warten, bis der Zeiger der Waage möglicherweise noch weiter nach rechts ausschlägt. Stattdessen wollte sie nun einiges an ihrem Speiseplan verändern. Einfach mehr Obst und Gemüse, vor allem auch Salate und weniger Fettes und Süßes. Das fiel leichter als gedacht, nur das Knabberzeug fehlt ihr immer noch: Erdnüsse, Chips und Salzgebäck. Da muss sie sich immer gut zureden, im eigenen Interesse die Finger davon zu lassen. Dagegen spürt sie, dass es ihr guttut,* *sich gesünder zu ernähren. Sie hat mehr Energie und fühlt sich körperlich leichter und gelenkiger.*

Karen *merkt noch nichts von einem absinkenden Energiebedarf. Sie hat sich von früh an ziemlich gesund ernährt. Da sie schon mit Mitte 20 Vegetarierin geworden ist, kommen Gemüsegerichte und Salate ohnehin häufig auf den Tisch. Für ihren Mann und die Zwillinge wird das ein paarmal in der Woche mit etwas Fleischlichem ergänzt. Nach ihrem Bekunden kommen alle damit gut zurecht. Sie hält es nicht für wahrscheinlich, dass sich an ihrem Gewicht längerfristig gesehen viel verändern wird.*

Mona *kämpft schon seit Langem mit ihrem Gewicht und betrachtet das als eine Art Dauerbrenner. Bereits als sie in die Schule kam, hatte sich ihre Schwäche für Süßes an Oberschenkeln und Po abgezeichnet. Je rundlicher sie wurde, desto mehr wurden ihr Sport und alle Arten anstrengender Bewegung zuwider. »Mona Moppelchen« wurde sie von den anderen genannt, was sie sehr ärgerte. Die Pubertät und die Zeit danach, ihre gesamten 20er- und 30er-Jahre hatten eine einzige große Überschrift: Diät. Diät. Diät. Phasen von eiserner Disziplin wechselten ab mit Phasen von »Ist doch eh alles sinnlos«, wo Mona dann wieder mit einer Mischung aus Hochgenuss und schlechtem Gewissen über Schokolade, Kekse und Schwarzwälder Kirschtorte herfiel. Dieses ständige Hin und Her hörte erst auf, als sie beschloss, keine Diät mehr zu machen, sondern dauerhaft Schritt für Schritt ihre Ernährungsweise umzustellen. Das klappte nach einigen Anlaufschwierigkeiten ganz gut, und heute ist es so, dass sie sich mit ihrem BMI an der Obergrenze von »normal« bewegt. Die Aussicht, dass sie jetzt eventuell weiter reduzieren muss, um das zu halten, begeistert sie natürlich nicht. Andererseits fühlt sie sich mit ihrem jetzigen Gewicht viel wohler als früher, als sie das Übergewicht mit sich* *herumtragen musste. So ist sie bereit, gegebenenfalls noch mal etwas zu verändern.*

Sich gesund zu ernähren hat viele Vorteile, und die Aussicht darauf, dann auch im Alter lange fit zu bleiben, bietet doch einen gewissen Anreiz, das eigene Essverhalten einmal auf den Prüfstand zu stellen.

Bewegung

Viele Frauen zwischen 40 und 50 haben schon die Bewegungsformen gefunden, die ihnen Spaß machen. Die einen gehen gerne spazieren und wandern und machen auch mal eine anspruchsvolle Bergtour. Andere walken oder joggen oder gehen regelmäßig ins Fitnessstudio. Manchen liegt Tango, Ausdruckstanz oder Zumba. Und wieder andere machen täglich Yoga, Gymnastik oder ein spezielles Faszientraining, spielen Badminton, Volleyball oder Tennis.

> **Mona** *hält sich durch Schwimmen in Form. Sie geht schon seit einigen Jahren zweimal in der Woche ins Hallenbad, immer gleich nach der Arbeit. Schwimmen ist für sie ein Sport, bei dem sie den Alltag völlig hinter sich lassen kann. Schwimmen, kraulen, tauchen, das ist für sie einfach das Lebenselixier schlechthin. Nach einer intensiven Schwimmstunde ist sie geschafft, fühlt sich aber auch sehr entspannt.*

So kann nicht nur eine gesunde Ernährung, sondern auch genügend Bewegung – vor allem Ausdauersport, ob das nun Schwimmen, Joggen, Walken, Rudern oder Skaten ist – positiv auf den biologischen Alterungsprozess einwirken. Dies hilft dabei, das Gewicht zu halten, wenn ab der Lebensmitte der Energiebedarf sinkt.

Bewegung hält das Herz-Kreislauf-System intakt und die Verdauung in Schwung, festigt die Knochen und trainiert die Koordination, sodass wir im Alter länger sicher auf eigenen Beinen stehen können. Eine bessere Kondition und ein vermindertes Risiko, an Osteoporose zu erkranken, sind weitere Vorteile, wegen derer es sich lohnt, in Bewegung zu kommen. Die Kräftigung von Muskeln, Knochen und Gelenken sorgt dafür, dass die Haltung und der Gang energiereich und dynamisch wirken.

Sport hält das Gehirn fit (vgl. Abschnitt »Ein wenig ›Gehirnkunde‹: Älterwerden aus der Sicht der Hirnforschung«, S. 201 ff.) und hebt zudem die Stimmung, denn wer häufig körperlich aktiv ist, stärkt sein Immunsystem und vermag Stress besser zu bewältigen. Mit Bewegung bauen Sie Stress und (Ver-)Spannungen wesentlich leichter ab als daheim im Wohnzimmersessel. Gleichzeitig werden sogenannte »Glückshormone« ausgeschüttet: Serotonin, Dopamin und Endorphine. Dies vertieft das Körperbewusstsein, hebt die Stimmung und intensiviert auch die sexuelle Lust. Wenn Sie in einer deprimierten Stimmungslage sind, sorgt Bewegung dafür, dass Sie innerlich wieder Fahrt aufnehmen.

Glückshormone wirken sowohl anregend als auch entspannend und beflügeln Fantasie und Kreativität. Wenn Sie beispielsweise ausgerechnet beim Tanzen, Schwimmen oder Bergwandern ihre besten Einfälle haben, dann müssen Sie sich darüber nicht wundern. Regelmäßige Bewegung hält nicht nur den Körper in einem guten Zustand, sondern ist letztlich das Lebenselixier für den gesamten Organismus.

Für **Karen** *ist genau dieser Effekt auf ihr Denk- und Vorstellungsvermögen der Grund, warum sie sich vor ein paar Wochen in Bewegung gesetzt hat. Jogging oder Walking liegen ihr nicht. Sie spaziert einfach in der Gegend herum, durch stille Straßen, um einen See herum, in einem Park oder am Ufer der Havel. Dabei* *läuft sie in wechselnden Geschwindigkeiten, vom gemütlichen Schlendern bis hin zum strammen Marschieren. Dabei kann sie ihre Alltagsgedanken gut loslassen, und über kurz oder lang kommt sie auf neue Ideen. Das hat sie sehr zu schätzen gelernt.*

Auch viele der körperlichen und seelischen Veränderungen, die die Wechseljahre und das Älterwerden mit sich bringen, werden im Grunde durch einen Mangel an körperlicher Aktivität verursacht oder zumindest mitverursacht. So ist mittlerweile gut belegt, dass Frauen, die sich gar nicht sportlich betätigen, in den Wechseljahren dreimal öfter von Hitzewallungen betroffen sind als diejenigen, die regelmäßig Sport treiben. Zwar verhindert Sport Hitzewallungen nicht völlig, lässt sie aber in ihrer Intensität abnehmen und bewirkt auch, dass sie seltener auftreten. Also: Ist kontrolliertes Schwitzen den plötzlichen Schweißüberfällen nicht vorzuziehen?

*Letzteres ist für **Hanne** ein starkes Argument, das ihr unmittelbar einleuchtet. Vor wenigen Wochen hat sie sich für einen Kurs in Ausdruckstanz angemeldet. Die Idee dabei war, nicht nur durch die Umstellung ihrer Ernährungsweise, sondern auch durch Bewegung ihr Gewicht in Schach zu halten. Für das Tanzen hat sie sich entschieden, weil es ihr als wenig verlockend erschien, in einem Fitnessstudio an Geräten zu trainieren. Freies Bewegen mit Musik hingegen gefällt ihr sehr. Auch da kann sie gut in Schwung kommen. Dass die »fliegende Hitze« milder wird, merkt sie vor allem in der Nacht, genau genommen am nächsten Morgen. Sie schläft nun öfter mal eine Nacht durch, statt schweißgebadet aufzuschrecken, und ist der Überzeugung, dass es zwischen den Wallungen und dem Tanzen einen Zusammenhang geben muss.*

Zum Glück sind die meisten Rückgänge der körperlichen Leistungsfähigkeit vermeidbar, beeinflussbar und auch umkehrbar.

Wer Ausdauersport auf moderate Weise in seinen Alltag einbaut, beeinflusst den Alterungsprozess von Zellen und Organismus positiv und schützt sich so besser vor Herz-Kreislauf-Erkrankungen wie Herzinsuffizienz, Herzinfarkt und anderen altersbedingten Krankheiten wie beispielsweise Arthrose, chronischem Bluthochdruck oder auch Diabetes. Überlegen Sie also, welche Art Aktivität zu ihnen passt und Ihnen Spaß macht, und probieren Sie es aus.

Mit dem AlltagsFitnessTest (AFT), den der Deutsche Olympische Sportbund entwickelt hat, können Sie Ihre individuellen Stärken und Schwächen auf sportlicher Ebene gut erkennen.

DER ALLTAGS-FITNESS-TEST (AFT)

Mithilfe von sechs Aufgaben können Sie überprüfen, wie fit Sie derzeit sind. Getestet werden Bein- und Armkraft, Ausdauer, Beweglichkeit von Oberkörper und Unterkörper und die Geschicklichkeit.

1. AUFGABE: ÜBERPRÜFEN DER BEINKRAFT
Wie oft können Sie innerhalb von 30 Sekunden von einem Stuhl vollständig aufstehen, ohne dabei die Arme mit einzusetzen?

2. AUFGABE: ÜBERPRÜFEN DER ARMKRAFT
Wie oft können Sie innerhalb von 30 Sekunden eine Hantel mit 2,3 kg Gewicht aus einer gestreckten Haltung des Armes bis zur Schulter führen?

3. AUFGABE: ÜBERPRÜFEN DER AUSDAUER
Wie oft können Sie jedes Knie innerhalb von zwei Minuten so weit

nach oben anheben, bis sich der Oberschenkel in der Horizontalen befindet?

4. AUFGABE: ÜBERPRÜFEN DER HÜFTBEWEGLICHKEIT
Wie weit können Sie mit beiden Händen an die Fußspitze eines ausgestreckten Beins reichen? Bei dieser Aufgabe sitzen Sie auf der Vorderkante eines Stuhls.

5. AUFGABE: ÜBERPRÜFEN DER SCHULTERBEWEGLICHKEIT
Wie nah können Sie Ihre Hände auf dem Rücken zusammenbringen? Dabei führen Sie auf dem Rücken mit einer Hand über der Schulter und einer Hand unterhalb der Schulter die Fingerspitzen der Mittelfinger so weit wie möglich zueinander.

6. AUFGABE: ÜBERPRÜFEN DER GESCHICKLICHKEIT (UND SCHNELLIGKEIT)
Wie viele Sekunden benötigen Sie, um von einem Stuhl aufzustehen, um eine Markierung in 2,4 Metern Entfernung herumzulaufen und sich wieder hinzusetzen?

Den Grad Ihrer Fitness können Sie auf der Website *www.alltags-fitness-test.de* überprüfen lassen. Dies gibt Ihnen einen Überblick über Ihre starken und schwachen Seiten. Doch unabhängig davon, wie es um Ihre Leistungsfähigkeit bestellt ist, muss noch auf zwei wichtige Punkte hingewiesen werden:

1. Es gibt einen deutlichen Zusammenhang zwischen Häufigkeit und Dauer körperlicher Aktivität und körperlicher Fitness. Phänomene wie Muskelschwäche, wenig Ausdauer, mangelnde Beweglichkeit und eingeschränkte Geschicklichkeit sind nicht in erster Linie als Alterserscheinungen zu werten, sondern viel eher die Folge von Bewegungsmangel.

2. Unabhängig von Alter und aktueller Fitness ist es in jedem Fall möglich, durch mehr Bewegung die individuelle Leistung zu steigern. Genau das haben viele Studien eindrucksvoll bewiesen.

Falls Sport bisher nicht auf ihrer To-do-Liste stand, dann planen Sie ab jetzt Bewegungselemente in Ihren Alltag ein. Sie können viel für Ihren Körper tun, damit er auch in den nächsten Jahren und Jahrzehnten straff, geschmeidig und leistungsfähig bleibt. Je fitter, ausdauernder und beweglicher Sie sind, desto mehr Möglichkeiten haben Sie gerade dann auch als Rentnerin, sich viele Wünsche zu erfüllen, die Sie auf Ihrer Löffel-Liste notiert haben.

Beweglichkeit, Schnelligkeit, Kraft und Ausdauer

Es gibt viele Arten, in Schwung zu kommen und den Körper zu trainieren. Die nachfolgende Tabelle zeigt Ihnen, welche Sport- und Bewegungsarten gut für Ihre Beweglichkeit, Schnelligkeit, Kraft und Ausdauer sind.

	Beweglichkeit	Schnelligkeit	Kraft	Ausdauer
Gymnastik	x			
Yoga	x			
Tanzen	x			x
Aerobic	x	x		x
Pilates	x		x	
Kampfsportarten	x	x	x	x
Krafttraining			x	x
Radfahren	x		x	x
Schwimmen	x		x	x

	Beweglichkeit	Schnelligkeit	Kraft	Ausdauer
Jogging				x
Nordic Walking	x			x
Skilanglauf				x
Skiabfahrtslauf	x	x		
Ballsportarten	x	x		x

Entspannung

Wenn in unserem ganz normalen Alltag das Verhältnis von Anspannung und Entspannung ausgewogen ist, dann haben wir damit unseren Wohlfühlmodus erreicht. Wir sind voller Energie und fühlen uns mit uns selbst im Einklang. Zeiten der Anstrengung und des vollen Einsatzes sind ebenso wichtig wie Zeiten des Loslassens und der Erholung. Die jeweils stimmige Balance zwischen Anspannung und Entspannung stärkt die Gesundheit und natürlich auch die Lebensfreude.

Die meisten von uns haben es eher mit einem Zuviel an Anspannung zu tun als etwa mit einem Zuviel an Entspannung. Gerade Frauen, die gleichzeitig ihrem Job, dem Haushalt und den familiären Aufgaben gerecht werden wollen, können davon ein Lied singen. Da passiert es schon mal, dass das Stresszentrum im Gehirn überaktiv auf das Zuviel reagiert. Wenn dieser Zustand aber chronisch zu werden droht und man nicht mehr zur Ruhe kommt, sollten die Alarmglocken schrillen. »Achtung, Achtung! Burn-out-Gefahr!« (vgl. McDermott/O'Connor: »Wie Sie ganz schnell alt werden«, S. 200 ff.). Allerspätestens dann gilt es, mehr Entspannung in das Leben zu integrieren, am besten schon, wenn erste Anzeichen für ein Ungleichgewicht zu erkennen sind.

Kämpfen oder fliehen? Für unsere Urururahnen war die »Fight-or-flight«-Reaktion – das rasche Mobilisieren des Organismus bei einer akuten Bedrohung – überlebenswichtig. Blitzschnell »von null auf hundert« schalten zu können hatte sich nicht nur in grauer Vorzeit, sondern über Jahrhunderte hinweg so gut bewährt, dass wir es auch als moderne Stadtmenschen noch immer im genetischen Programm haben. Was wir dabei körperlich als »Stress« empfinden, ist Teil dieser Überlebensreaktion, die autonom und ganz ohne unser Zutun vier aufeinanderfolgende Phasen durchläuft:

1. **die Orientierungsphase.** Hier wird blitzschnell sondiert: gefährlich – ja oder nein? Bei der Einschätzung »JA, könnte gefährlich sein!« folgt unverzüglich
2. **die Alarmphase.** Der Organismus mobilisiert sämtliche Reserven, um der Gefahr optimal begegnen zu können. Hat der Körper die optimale Kampf- oder Fluchtbereitschaft erreicht und dauert die Bedrohungssituation noch weiter an, dann folgt darauf
3. **die Anpassungsphase.** Die gesamte Skelettmuskulatur ist vorgespannt, wir sind und bleiben »sprungbereit«. Der Körper ist für Angriff oder Flucht optimal eingestellt und bleibt so lange in diesem Modus, bis die belastende Situation vorüber ist oder unsere Energiereserven erschöpft sind. Abschließend folgt
4. **die Erholungsphase,** in der wir uns wieder entspannen, regenerieren und neue Kräfte sammeln.

Wenn wir gut mit Stress umgehen wollen, ist es wichtig zu wissen, dass wir auf alle vier Phasen gezielt Einfluss nehmen können. Insbesondere drei Gefühle gelten heute als Indikatoren für Stress: Angst, Ärger und Hilflosigkeit.

VIER ANSATZPUNKTE ZUR STRESSBEWÄLTIGUNG
- Sie können Stressauslöser im Vorfeld abbauen oder ihnen aus dem Weg gehen.
- Sie können lernen, mit Stressalarm besonnen umzugehen.
- Sie können Stressfolgen wie erhöhte Adrenalin-, Noradrenalin- und Kortisolspiegel und fortdauernde Anspannung durch Bewegung abzubauen (siehe auch Abschnitt »Bewegung«).
- Sie können Entspannungmethoden dafür nutzen, um dem Körper ein Loslassen zu erleichtern.

Bei der Stressvermeidung geht es darum, sich in einem ersten Schritt der eigenen Stressauslöser bewusst zu werden. Die gerne geäußerte Behauptung, jeder mache sich seinen Stress selber, ist – so absolut formuliert – natürlich nicht richtig. An den Rahmenbedingungen, die der Berufsalltag mit sich bringt, lässt sich oft nur wenig ändern. Engpässe, Zeitdruck und Durststrecken entstehen immer wieder neu. Solche von außen auf uns einwirkenden Stressoren können beispielsweise auch eng gesetzte Termine sein, zu viele Informationen in zu kurzer Zeit erhalten und verarbeiten müssen, Konflikte mit anderen, Auseinandersetzungen führen müssen usw. Wo es möglich ist, können Sie anstreben, sich den ungünstigen äußeren Faktoren weniger auszusetzen, Ihren Tagesablauf effektiver zu organisieren, sich besser abzugrenzen und Ihr Konfliktmanagement zu verbessern.

Es gilt also herauszufinden, welche Rahmenbedingungen, Situationen und Abläufe am Arbeitsplatz und in Ihrem Privatleben bei Ihnen Stress auslösen. Dann sind Sie gefordert, Strategien zu finden, um diese Rahmenbedingungen, Situationen oder Abläufe entweder

- anzunehmen (»love it«) oder
- zu verändern (»change it«) oder

– gegebenenfalls auch zu entscheiden, sich dem generell nicht länger auszusetzen (»leave it«).

Ein Teil des Stresserlebens ist aber tatsächlich »hausgemacht«. Die Gedanken, die Sie sich in einer bestimmten Situation oder auch über sich selbst machen, bestimmen, ob Stressalarm ausgelöst wird oder nicht.

In dieser »Orientierungsphase« entscheiden Sie also – bewusst oder unbewusst –, ob etwas gefährlich ist und einer raschen Reaktion bedarf oder nicht (»fight or flight«). Es gilt herauszufinden, womit Sie sich in belastenden Situationen, zusätzlich zum äußeren Zwang, vielleicht auch noch selbst unter Druck setzen. Es gilt, sensibler dafür zu werden, was genau Ihr Organismus als bedrohlich einstuft und als Folge davon den automatischen Alarm auslöst.

Ein wenig Beharrlichkeit ist notwendig, um herauszufinden, worin genau die Auslösereize bestehen – in den konkreten Arbeits- und Lebensbedingungen, in den Anforderungen, die der Job, der Chef, die Kolleginnen und Kollegen, der Partner, die Familie usw. an Sie stellen – und auf welche Art Sie sich in angespannten Situationen selbst Druck machen, also das Unbehagen noch verstärken. Was macht Ihnen im Alltag besonders zu schaffen? Was sind typische Situationen, in denen Sie unter Stress geraten? Was denken Sie in diesem Moment? Wie fühlt sich das an? Wo im Körper spüren Sie den Druck?

Wenn es gelingt, innere Stressoren zu erkennen und zu entschärfen, indem Sie Ihre Reaktion auf ein Geschehen verändern, ist schon viel gewonnen. Zu solchen inneren Stressoren gehören beispielsweise überhöhte Erwartungen an sich selbst, überzogene Selbstkritik, die Neigung zur Grübelei und dazu, sich schnell Sorgen zu machen, nur wenig Selbstvertrauen zu haben oder sich von anderen leicht unter Druck setzen zu lassen. Hier können Sie gegensteuern, indem Sie lernen, eine wertschätzendere Einstellung sich selbst gegenüber zu entwickeln und sich mittels mentalem Training darin zu schulen, weniger zu grübeln und sich weniger schnell Sorgen zu machen. Kommt es zu einer Stressreaktion, dann sind in der Alarmphase Aktionen gefragt, die die Alarmreaktion dämpfen.

Wenn Stressalarm ausgelöst wurde, gilt es zunächst, sich dessen bewusst zu werden, auf eine tiefe und regelmäßige Atmung zu achten und sich zu einem bewussten Nacheinander anzuhalten, um nicht kopflos und von Angst gesteuert alles Mögliche gleichzeitig machen zu wollen. Dies hilft, mit dem akut erlebten Stress souveräner als bisher zurechtzukommen, statt sich zu verkämpfen oder es mit permanenten Fluchtimpulsen zu tun zu haben.

In der darauf folgenden Anpassungsphase ist körperliche Aktion das A und O, um die Stresshormonspiegel wieder zu senken. In der Erholungsphase stehen Entspannung, Loslassen und Regeneration im Vordergrund, beispielsweise durch autogenes Training, progressive Muskelentspannung, Yoga, Aromatherapie oder auch durch ein beruhigendes Hobby.

Brauche ich mehr Erholung und Entspannung?

Wie sieht es mit Stressoren in Ihrem Alltag aus? Lesen Sie die folgenden Fragen aufmerksam durch und vergeben Sie ein JA, wenn etwas auf Ihre Situation genau oder häufig zutrifft, und ein NEIN, wenn Sie damit nichts oder nur sehr wenig zu tun haben.

- Arbeiten Sie meist unter Zeit- und Termindruck?
- Fühlen Sie sich nach Arbeitsschluss oft völlig ausgepowert?
- Stehen Sie im Vorfeld von Vorträgen, Präsentationen oder anderen öffentlichen Auftritten stark unter Druck?
- Gehen Ihnen auch nach Feierabend oft noch Probleme von der Arbeit durch den Kopf?

- Nehmen Sie häufig Arbeit mit ins Wochenende?
- Gibt es in Ihrem häuslichen Umfeld immer wiederkehrende Probleme oder ungelöste Konflikte?
- Lassen Sie sich schnell provozieren?
- Grübeln Sie viel über Vergangenes oder Zukünftiges nach?
- Sind Sie rasch beunruhigt?
- Leiden Sie mehrmals in der Woche unter Kopfschmerzen oder Rückenschmerzen?
- Übergehen Sie oft körperliche Bedürfnisse – z.B. Durst stillen, Pause einlegen, Lockern verspannter Muskeln, frische Luft, Bewegung usw.?
- Fällt es Ihnen schwer, einfach mal gar nichts zu tun?

Je mehr Fragen Sie mit »Ja« beantwortet haben, desto klarer ist es, dass in Ihrem Alltag die Anspannung überwiegt und die Entspannung zu kurz kommt. Zu Ihrer Balance finden heißt nicht, dass Sie nun exakt 50:50 erreichen müssten, also genauso viel Zeit für Erholung aufzuwenden hätten wie für Ihre Aktivitäten, sondern bemisst sich daran, wie gut es Ihnen mit Ihrem Rhythmus von Anspannung und Entspannung geht. Hier haben wir alle ganz unterschiedliche Bedürfnisse und auch unterschiedlich viel Energie zur Verfügung. Die eine ermüdet rascher, die andere viel langsamer. Dabei spielt auch das Lebensalter eine Rolle. Je älter wir werden, desto ausgeprägter ist in der Regel auch das Erholungsbedürfnis.

Betrachten Sie nun noch einmal Ihre JA-Antworten und fragen Sie sich:

- Was kann, obwohl es nicht optimal ist, so bleiben?
- Was will ich ändern? Welche Möglichkeiten nutze ich dafür?
- Wovon will ich mich entlasten, was aufgeben, was an andere delegieren?

Dabei geht es um Ihre ganz persönliche Einschätzung, die den Ausschlag gibt, ob Sie an Ihren alltäglichen Abläufen etwas ändern wollen oder nicht. Ihre Motivation steht und fällt mit dem, was Sie sich von einer Veränderung versprechen. Es kommt darauf an, wie ausgeprägt Ihr Veränderungswunsch ist, denn das spiegelt den Grad Ihrer Motivation wider.

Betrachten Sie nun die Punkte, die Sie gerne ändern wollen, um den Alltag mit mehr Entspannung und Gelassenheit zu meistern. Wenn Sie sich dazu eine Skala von 1 bis 10 vorstellen, wie stark wäre auf dieser Skala Ihr Veränderungswunsch?

1 = sehr schwach
10 = unbedingt!

Wenn Ihr Wert unter einer gefühlten 5 liegt, werden Sie vermutlich die Inhalte dieses Buches nur überfliegen, um sich dann wieder anderen Dingen zuzuwenden. Liegt er zwischen 5 und 7, probieren Sie vielleicht das eine oder andere aus, starten mit einem Umsetzungsversuch, und irgendwann schläft alles wieder ein – und erleidet letztlich das gleiche Schicksal wie viele Neujahrsvorsätze. Bei Werten von 8, 9 oder 10 sind Sie motiviert. Entweder weil Sie sich sagen, so kann es unmöglich weitergehen, oder weil Sie sich stark danach sehnen, sich wieder mehr in Ihrer inneren Mitte zu fühlen.

Hilfreich für die Motivation ist auch, wieder einen fiktiven Blick in die Zukunft zu wagen und sich bildlich vorzustellen, wie Ihr Leben in einem Jahr aussehen könnte, wenn Sie a) an Ihrer Situation etwas ändern und Schritt für Schritt für mehr Entspannung in Ihrem Alltag sorgen oder b) wenn Sie nichts ändern.

Wählen Sie einen typischen Tag und stellen Sie sich seinen Verlauf in beiden Varianten vor, vom Aufstehen bis zum Schlafengehen. In welchen Punkten unterscheiden sich die Szenarien? Wodurch? Was sind die wesentlichsten Unterschiede? Halten Sie Ihre

Vorstellungen schriftlich fest. Mit dem Entwurf dieser beiden Zukunftsszenarien haben Sie für sich geklärt, was Sie sich von einer Veränderung versprechen und was genau Sie anstreben.

Eines der Geheimnisse einer stimmigen inneren Balance ist, sich zu entspannen, *bevor* man erschöpft ist, nicht erst dann, wenn man das Gefühl hat, dass jetzt überhaupt nichts mehr geht. Wenn Sie häufige kleine Entspannungsmomente in Ihre Arbeitsabläufe einbauen, sorgen Sie dafür, dass Sie sich nicht bis an die Grenze Ihrer Leistungsfähigkeit verausgaben, sondern Ihren »Energietank« sofort neu befüllen, wenn eine Arbeit oder eine Besprechung Kraft und Nerven gekostet hat. Es dauert dann nicht lange, bis Sie sich wieder besser fühlen. Ignorieren Sie das Bedürfnis nach Ruhe hingegen und betreiben über längere Zeit hinweg Raubbau an Ihren Kräften, dann dauert es erheblich länger, bis Sie sich wieder erholt haben. Besser also, Sie gewöhnen sich an, jeden Tag konsequent für Arbeitspausen und Abstand zu sorgen.

Nutzen Sie betrieblich festgelegte Pausen wie die Frühstücks- oder die Mittagspause gezielt als Gelegenheit zur Entspannung: aufstehen, Fenster aufmachen, tief durchatmen, die Schultern lockern, ein Glas Wasser trinken, sich Bewegung verschaffen. Bewusst dem Arbeitsplatz den Rücken zuwenden, statt sitzen zu bleiben, den Bildschirm anzuschauen, E-Mails zu checken oder im Internet herumzusurfen. Kurzzeitig die Umgebung zu wechseln führt zu anderen Eindrücken, anderen Gedanken, anderen Ergebnissen. Bewegung führt dazu, besser loslassen zu können und den Kreislauf wieder in Schwung zu bringen.

Gönnen Sie sich zwischen zwei Arbeitsgängen jeweils eine Minipause, buchstäblich eine *Atem-Pause,* statt sich von einer Aufgabe sofort in die nächste zu stürzen. Machen Sie sich bewusst, dass Sie die Aufgabe abgeschlossen haben (»Das habe ich geschafft!«). Nicken Sie (»Ja, so ist es«). Setzen Sie sich dann gerade hin, schließen

Sie die Augen oder senken Sie den Blick. Nehmen Sie nun einfach Ihren Atem wahr, wie er ein- und ausströmt. Stellen Sie sich bei jedem Ausatmen vor, wie alle Anspannung Sie verlässt, fühlen Sie, wie sie durch Ihre Fußsohlen ausfließt und wie Sie dann mit jedem Einatmen neue Energie aus der Luft schöpfen. Konzentrieren Sie sich voll und ganz auf dieses Ein ... Aus ... Ein ... Aus ... Machen Sie fünf bis zehn Atemzüge auf diese Weise, bevor Sie sich der nächsten Aufgabe zuwenden. Dies ist eine Übung, die nur ein bis zwei Minuten in Anspruch nimmt und trotzdem erstaunlich erfrischt. Und sie lässt sich überall durchführen.

Nehmen Sie sich für fünf Arbeitstage vor, diese beiden Entspannungsbausteine täglich bewusst zu pflegen:

– echte Pausen mit Bewegung und räumlichem Abstand zum Schreibtisch,
– Mini-Atempausen zwischen zwei Arbeitsgängen.

Führen Sie in dieser Woche ein Protokoll über Ihre Erfahrungen. Halten Sie schriftlich fest, wann Sie am Tag eine echte Pause machen – wie oft und wie lang und wie Sie sie gestalten – und wie häufig Sie Mini-Atempausen zwischen zwei Arbeitsgängen einlegen. Beschreiben Sie auch stichpunktartig, wie es Ihnen damit geht und was Sie dabei erleben. Ziehen Sie dann am Ende der fünf Tage Ihr persönliches Resümee:

– Hat sich etwas verändert? Wenn ja, was genau?
– Habe ich diese beiden Impulse als Pflichtübung empfunden oder habe ich es genossen, mir diese Pausen zu gönnen?
– Nehme ich noch andere Veränderungen wahr, die scheinbar gar nichts mit diesen beiden Übungen zu tun haben, und wenn ja, welche sind das?

Wenn Sie Gefallen am bewussten Einfügen von Pausen gefunden haben, behalten Sie dies einfach bei. Erholungspausen – auch wenn sie nur »mini« sind – sichern die Konzentrationsfähigkeit und stärken das Wohlbefinden. Sie sind kein »Verlust« an produktiver Zeit, sondern ein Gewinn. Studien haben gezeigt, dass die persönliche Leistung von häufigen Kurzpausen profitiert und der Ermüdung damit effektiv vorgebeugt wird.

***Hanne** gesteht, dass es ihr immer noch schwerfällt, Pausen einzuhalten. Gerade weil ihr Alltag so stark von Aufgaben geprägt ist, die alle wichtig und dringend zu sein scheinen, war es für sie ganz normal, durch den Tag zu hetzen. Trotzdem hatte sie am Abend allzu oft das Gefühl, nichts geschafft zu haben, weil ihr in erster Linie das ins Auge fiel, was liegen geblieben war. Pausen gönnte sie sich schon allein deswegen nicht, da das für sie Luxus und vergeudete Zeit bedeutete. Stattdessen konnte sie diese Zeit ja gut für die Erledigung weiterer To-dos auf ihrer Liste nutzen.*
Als sie im Rahmen einer Coachingstunde die Aufgabe bekam, eine Woche lang täglich Protokoll zu führen und ganz minutiös aufzulisten, was sie alles bearbeitet und erledigt hatte, öffnete ihr das die Augen. Zum einen erkannte sie, dass ihre Ansprüche an sich selbst zum Teil völlig unrealistisch waren, und zum anderen, dass sie viel mehr erledigt hatte, als sie dachte. Daraufhin hat sie sich in einem weiteren Experiment tatsächlich eine Woche lang zwischen zwei Aufgaben eine Pause oder auch eine Mini-Pause gegönnt. Um dann mit Erstaunen festzustellen, dass sie in dieser Woche ungefähr genauso viel geschafft hatte wie vorher ohne Pausen, nur dass es ihr viel besser dabei ging und sie am Abend weniger »fertig« war.
Jetzt ist Hanne motiviert, dauerhaft mehr Ruhe und Entspannung in ihren Alltag zu bringen, auch wenn sie sich dazu oft noch selbst

anhalten muss. Zudem hat sie damit begonnen, sich an geeigneter Stelle Unterstützung zu suchen, Aufgaben zu delegieren und jene Aufgaben, die genau genommen nur wenig oder gar nichts bringen, von ihrer To-do-Liste zu streichen.

Auch für **Mona** *war diese neue »Pausenphilosophie« erst einmal ungewohnt. Sie hatte bislang zwischen einzelnen Arbeitsgängen zwar immer mal eine Pause eingelegt, diese Pausen vorrangig aber dafür genutzt, E-Mails zu checken oder einfach im Internet zu surfen. Das erschien ihr praktisch und bequem, doch nun sieht sie ein, dass keine echte Erholung dabei herauskommt. Es dauerte einige Zeit, bis sie der Versuchung widerstehen konnte, die alten Gewohnheiten wiederaufzunehmen, obwohl sie gemerkt hatte, wie gut ihr das tatsächliche Abschalten tat. Nun klappt es aber immer besser, und sie hat nicht mehr das Bedürfnis, jede freie Minute im Internet zu verbringen.*
Schwierig ist noch immer, nachts zur Ruhe zu kommen. Die ganze Nacht durchschlafen ist immer noch eine Wunschvorstellung, aber seit sie sich damit arrangiert hat, wacht sie nachts etwas weniger oft auf.

Der Mensch braucht Pausen – und den Schlaf als die wichtigste Unterbrechung im Alltagsleben. Doch so wie Mona geht es mittlerweile vielen. Und das ist beileibe kein Problem, das unmittelbar mit den Wechseljahren zu tun hat (ausgenommen das nächtliche Aufschrecken infolge der Hitzewallungen, wo einem das exzessive Schweißbad die Nachtruhe raubt). Wie aus einer Studie der DAK-Gesundheit hervorgeht, findet etwa jeder Zehnte – Frauen ebenso wie Männer, Junge wie Alte – nachts nicht die ersehnte Ruhe, liegt stundenlang wach oder wacht immer wieder auf. Tendenz steigend. In den letzten hundert Jahren hat die durchschnittliche Schlafmenge um bis zu eineinhalb Stunden abgenommen.

Heute tragen Schichtarbeit, Heimarbeitsplätze, das Internet, Smartphones, ständige Vernetzung und stetige Erreichbarkeit wesentlich dazu bei, die natürliche Schlaf-wach-Struktur immer mehr aufzulösen. Doch Schlafmangel tut unserem Organismus alles andere als gut.

WIE ICH WIEDER BESSER SCHLAFEN KANN
Laut den Empfehlungen der Deutschen Gesellschaft für Schlafforschung und Schlafmedizin (DGSM) kann bei Schlafstörungen Folgendes hilfreich sein:

- jeden Tag um dieselbe Zeit aufstehen – auch Samstag und Sonntag,
- erst dann schlafen, wenn man wirklich müde und schläfrig ist,
- entspannungsfördernde Schlafrituale vor dem Zubettgehen,
- regelmäßig Sport treiben,
- ab vier Stunden vor dem Zubettgehen keine koffeinhaltigen Getränke oder Medikamente einnehmen,
- kurz vor dem Schlafen nicht rauchen,
- Mittagsschlaf vermeiden,
- den Konsum von Alkohol reduzieren oder ganz auf Alkohol verzichten,
- Schlaftabletten meiden oder vorsichtig und sparsam damit umgehen. Meist werden vom Arzt Schlafmittel für maximal vier Wochen verschrieben. Schlafmittel nie zusammen mit Alkohol einnehmen.

Wer ab und zu mal eine Nacht weniger schläft, schadet seinem Körper nicht. Wer jedoch dauerhaft zu wenig Schlaf findet, altert schneller. Denn nachts, wenn wir schlummern, wird unser stärkster Jungbrunnen – das Wachstumshormon – aktiv und arbeitet auf Hochtouren. Es verjüngt die Zellen, baut Fett ab und Muskeln auf, strafft die Haut und lässt uns am nächsten Morgen wieder jung und frisch aussehen. Schlaf ist das wichtigste Erholungs- und Reparaturprogramm unseres Organismus und gilt als einer der Bausteine für ein langes Leben.

Durch Schlafmangel wird Übergewicht begünstigt, und auch Herz-Kreislauf-Erkrankungen, Bluthochdruck, Diabetes, Infekte sowie psychische Erkrankungen wie beispielsweise Depressionen können verstärkt werden. Mittlerweile weiß man, dass ältere Menschen nicht weniger Schlaf benötigen, im Gegenteil. Gerade ab 40 sollte man auf sieben bis acht Stunden Schlaf achten, um vorzeitige Alterungsprozesse zu stoppen. Es gibt also gute Gründe, das Ruhebedürfnis des Organismus zu respektieren und so gut wie möglich auf ausreichend Schlaf zu achten.

Dass Zeit relativ ist, hat Albert Einstein bereits Anfang des 20. Jahrhunderts erkannt. Doch von dem rein physikalischen Phänomen einmal abgesehen, erscheint uns eine gleich bemessene Stundenzahl längst nicht immer gleich lang zu sein, und auch das Gefühl für das Verstreichen von Zeit verändert sich im Laufe unseres Lebens. Als Kind konnten wir das nächste Weihnachtsfest, den nächsten Geburtstag oder den Beginn der großen Ferien kaum erwarten. Die Zeit kam uns unendlich lange vor, und wir hofften, sie möge rasch vorübergehen. Auch als junge Frauen hatten wir noch stark den Eindruck, »alle Zeit der Welt« zu haben – für all das, was zu tun sein würde, unsere Vorhaben und Pläne in die Tat umzusetzen.

Leider neigen wir ja dazu, all das, was wir im Überfluss zur Verfügung haben, wenig wertzuschätzen. Daher haben wir uns in jungen Jahren wenig Gedanken über das Verstreichen unserer Lebenszeit gemacht. Etwa um das 40. Lebensjahr herum stellten wir uns möglicherweise zum ersten Mal die Frage, was in unserem Leben wir bisher erreicht haben und wie viel Zeit noch bleibt, die bisher nicht erreichten Wünsche und Ziele Wirklichkeit werden zu lassen.

Das frühere Gefühl, »alle Zeit der Welt« zu haben, weicht dem Erkennen, dass die Zeit begrenzt ist. Die verbleibende Zeit, die zweite Lebenshälfte, wird als »Rest« gefühlt und erlebt – ein »Rest«, der zwar noch groß zu sein scheint, aber doch jeden Tag ein wenig kleiner wird. Dafür jedoch kann sich das Erleben gegenwärtiger Momente stark vertiefen. Da nun nicht mehr unendlich viel Zeit da ist, lernen wir sie viel mehr zu schätzen.

Mit der Gesundheit verhält es sich ganz ähnlich. Auch ihren Wert lernen wir erst dann zu würdigen, wenn sie in Gefahr ist. Solange wir keine gesundheitlichen Probleme haben, betrachten wir sie meist als selbstverständlich und schätzen sie erst dann, wenn wir sie verloren haben. Erst nach einer womöglich mit Mühe überstandenen Krankheit erkennen wir, was Gesundheit tatsächlich bedeutet und wie anders es sich anfühlt, gesund zu sein, als mit Schmerzen und Beeinträchtigungen leben zu müssen.

Obwohl Gesundheit so wichtig ist für unsere Lebensgestaltung, ist sie doch kein Selbstzweck, sondern vielleicht eine Voraussetzung für bestimmte Dinge, die wir erreichen wollen. Denken Sie beispielsweise an die Vorhaben, die auf Ihrer Löffel-Liste stehen. Denken Sie an Ihren ganz normalen Alltag. Denken Sie an das, was Sie gerne unternehmen. Fragen Sie sich einfach mal, wofür es sich lohnt, gesund zu bleiben oder gesund zu werden. Vielleicht wollen Sie später mal erleben, wie Ihre Enkelkinder heranwachsen, vielleicht wollen Sie nach Ihrer Pensionierung viel reisen, vielleicht geht es Ihnen ganz allgemein um Lebensfreude, Lebensgenuss und Unbeschwertheit.

Je deutlicher Ihnen bewusst wird, was von Ihrer Gesundheit abhängt, desto eher werden Sie bereit sein, sich von der einen oder anderen ungesunden Gewohnheit zu trennen.

FÜNF IDEEN, WIE ICH DIE NÄCHSTEN 30 JAHRE GESUND UND GLÜCKLICH GESTALTE

1. Bleibendes und Steigernswertes: Was ist gut in meinem Leben und soll so bleiben oder soll noch weiter ausgebaut werden?
2. Abschiede: Wovon möchte ich mich trennen?
3. Veränderungen: Was möchte ich beibehalten, aber anders gestalten?
4. Ein Blick auf die Löffel-Liste: Was soll wann verwirklicht werden?
5. Nachhaltige Selbstsorge: Was tue ich für mich, um lange gesund und gut gestimmt zu bleiben?

Eine solche »Langfristigkeits-Brille« aufzusetzen hilft dabei, für die zweite Lebenshälfte stimmige Prioritäten zu setzen. Es meint nicht, sich im Sinne einer Schonhaltung alles zu versagen, was Genuss bringt und vielleicht nicht hundertprozentig gesund ist. Es ist vielmehr eine Haltung des Abwägens zwischen dem aktuellen Reiz und den langfristigen Konsequenzen.

Solche Entscheidungen sollten von Fall zu Fall immer wieder neu getroffen werden. Mal ist es das Jubiläumstreffen der alten Schulklasse, wo man einen lustigen Abend verbringt und sich dann zugesteht, mit Essen und Trinken über die Stränge zu schlagen; mal ist es ein Abend mit Freunden, wo man sich statt der üppigen Pasta dann doch für den Salat entscheidet. So oder so: Wichtig ist, sich mit der eigenen Wahl wohlzufühlen.

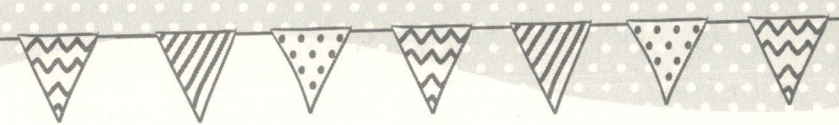

SCHRITT 7

Was ich weitergebe

Der Psychoanalytiker Erik Erikson hat den menschlichen Werdegang als einen Weg gesehen, wo der Mensch von der Geburt bis zum Tod vor immer neue Entwicklungsaufgaben gestellt wird, die es erfordern, dass er sich anpasst, sich neuen Herausforderungen stellt und neue Chancen wahrnimmt. Menschen in der Lebensmitte sollten seiner Auffassung nach *Generativität* als eine Aufgabe für sich selbst entdecken. Das meint, Traditionen, Wissen und Erhaltenswertes weiterzugeben. Wer in diesem Sinne generativ wird, tut auch etwas für sich selbst. Denn je mehr uns in den mittleren Jahren die eigene Vergänglichkeit bewusst wird, desto mehr hilft Generativität, die existenziellen Fragen dieser Lebensphase zu beantworten: Welche Spuren hinterlasse ich? Welchen Sinn hat mein Leben? Was bleibt von mir, wenn ich gestorben bin? Was gebe ich an andere weiter?

Alle Menschen teilen miteinander und mit allen anderen Lebewesen die Rahmenbedingungen der Existenz: Mit der Geburt nimmt das Leben seinen Anfang, und es endet mit dem Tod. Weil wir Menschen sind und uns somit unserer Existenz bewusst sind, fragen sich viele, was wohl danach kommen könnte. Religion und Philosophie stellen unterschiedliche Vermutungen darüber an. Ebenso wichtig wie die Frage eines eventuellen Danach sind jedoch auch die Gedanken daran, was von der menschlichen Existenz zurückbleibt, wenn das Leben endet. Etwas Bleibendes hinterlassen … diesen Wunsch haben viele.

Vom beglückenden Gefühl,
der Welt etwas geben zu können

Menschen hinterlassen Spuren an den Orten, wo sie sich aufhalten, sie hinterlassen Spuren im Bewusstsein ihrer Mitmenschen oder auch ganz allgemein der Welt – mit Absicht oder auch ohne es darauf anzulegen. Vieles davon erlischt schnell, wird von anderen Dingen überlagert. Manches bleibt für lange Zeit bestehen.

Vielleicht haben Sie das Leben weitergegeben, haben Kinder zur Welt gebracht und erzogen, die nun ihrerseits Kinder zeugen, gebären und großziehen. Vielleicht haben Sie mit Ihrer Arbeit Werte geschaffen, auf die nun andere aufbauen können. Als Künstlerin können Sie Ihre Arbeiten hinterlassen, als Komponistin Melodien, als Autorin Lyrik, Romane, Sachbücher oder Dramen usw. Vielleicht haben Sie eine Stiftung gegründet oder eine Sammlung wertvoller Dinge angelegt. Vielleicht haben Sie Menschen geholfen, deren Schicksal ohne Sie eine tragische Wendung genommen hätte. Vielleicht haben Sie ein Haus gebaut, einen schönen Garten angelegt, an dem sich dann andere erfreuen können. Vielleicht haben Sie Wissen und Können weitergegeben, vielleicht Liebe und Fürsorge, vielleicht Hoffnung und Freude. Welche Spuren Ihrer Existenz hinterlassen Sie der Welt?

Der Ausdruck dessen, was mich ausmacht: Was kann ich beitragen zum Ganzen?

Jede Lebensgeschichte und jede Familiengeschichte sind besondere, ganz individuelle kleine Mosaiksteine in der gesamten Menschheitsgeschichte. So sollte eigentlich jede Familie ihre Chronik und jeder Einzelne seine Biografie verfassen und darin die persönlichen Erinnerungen aufschreiben bzw. das aufzeichnen, was eine Familie über Generationen hinweg verbindet, welche Bewährungsproben sie gemeistert hat, woran sie vielleicht auch gescheitert ist und wohin sie sich entwickelt hat. Wir sollten unsere Wurzeln kennen und dieses Wissen an die weitergeben, die nach uns kommen.

Eine Biografie setzt sich aus Erfahrungen zusammen, die jemand im Laufe seines Lebens in unterschiedlichen Lebensbereichen erworben hat und die sich im heutigen Handeln bewusst oder auch unbewusst ausdrücken. Die Erfahrungen, um die es geht, erwerben wir durch prägende Lebensereignisse, die Einfluss auf unseren Lebensweg nehmen. Manche Ereignisse bestätigen uns in dem, was wir denken und fühlen, andere zwingen uns dazu, unseren bisherigen Weg zu verlassen und eine völlig neue Richtung einzuschlagen.

Anderen zeigen, wer ich bin

Viele Lebensereignisse sind »normal«, d.h., viele Menschen teilen sie miteinander, wie etwa die Zeit in der Kita, die schulische Ausbildung, eine Heirat oder die Elternschaft. Daneben gibt es natürlich auch ganz individuelle Lebensereignisse, die nur wenigen

Menschen widerfahren, wie etwa ein Gewinn im Lotto, eine Naturkatastrophe oder ein Umzug in ein anderes Land. Doch ob es sich nun um normale oder um ganz individuelle Lebensereignisse handelt, sie werden auf jeden Fall zu Erfahrungen und prägen unsere Wahrnehmung, unsere Werte und unsere Entscheidungen.

Alle unsere gegenwärtigen Erfahrungen bauen auf bereits Erfahrenem auf. Erlebtes und Gelerntes fließt in die aktuelle Lebensgestaltung ein. Am gegenwärtigen Verhalten eines Menschen, an dem, was er sagt und tut, können Sie zumindest teilweise seine bisherigen Erfahrungen durchschimmern sehen. Ebenso üben auch gesellschaftliche, kulturelle, politische, historische, rechtliche und soziale Rahmenbedingungen und Normen Einfluss auf persönlich erfahrene Lebensereignisse aus. Wie weitgehend solche Einflüsse sein können, kann man beispielsweise an der deutschen Wiedervereinigung ablesen (siehe dazu auch Schritt 2: »Im Schatz der Lebenserfahrung die Perlen entdecken«). Jeder von uns hat aus der Fülle des gelebten Lebens heraus der Welt spannende Geschichten zu erzählen. Die Chronik des eigenen Lebens beginnt mit der Geburt und zeichnet den Lebensweg nach bis zum Hier und Jetzt, dem Zeitpunkt, wo die Biografie erstellt wird. Das eigene Ich steht dabei natürlich im Vordergrund. Es wird erzählt, wie sich dieses Ich im Laufe der Zeit entwickelt und verändert hat, welche Ereignisse der eigenen Einschätzung nach Einfluss auf das persönliche Erleben hatten. Während es bei Schritt 2 darum ging, die eigenen Lebensthemen besser zu verstehen und eigene Ressourcen zu erkennen, um sie gezielt nutzen zu können, geht es nun darum, sich zu fragen: Was von all dem, was ich erfahren habe und woran ich gewachsen bin, gebe ich weiter? Natürlich können Sie Ihre Aufzeichnungen aus Schritt 2 gut dafür nutzen – vor allem die Erkenntnisse aus der Gestaltung Ihres persönlichen Lebensteppichs und die Top Ten der prägenden Lebensereignisse, die deutlich aufzeigen, welche äußeren Umstände und besonderen Vorkommnisse ihre Spuren hinterlassen haben.

Die Schlüsse, die Sie aus dem Geschehen gezogen haben, geben Ihnen wertvolle Anregungen dafür, was es wert sein könnte, an andere weitergegeben zu werden. Wenn es beispielsweise eine schwere Zeit in Ihrem Leben gab, durch die Sie sich mühevoll gehangelt haben, dabei letztlich den Kopf oben behalten und das Schwierige gemeistert haben, dann geben Sie anderen ein gutes Beispiel für Mut und Durchhaltevermögen.

__Hanne__ hat durch die Ehe mit einem suchtkranken Partner viel über sich selbst erfahren, vor allem wie schwer es manchmal sein kann, Grenzen zu setzen und konsequent zu bleiben. Sie ist der Überzeugung, dass sie gerade diese Zeit sehr geprägt hat, und findet, dass sie im Zuge des Trennungsprozesses mutiger und entschlossener geworden und nicht mehr leicht zu erschrecken ist. Sie spielt mit dem Gedanken, nun tatsächlich ihre Biografie zu schreiben. Darin will sie auch schildern, was ihr geholfen hat, als alleinerziehende Mutter mit drei Kindern einen neuen und guten Platz im Leben zu erobern. Heute tut es ihr leid um ihren Ex-Mann, und sie bedauert, ganz unabhängig von ihrem eigenen Leben, dass er es damals nicht geschafft hat, von seiner Spielsucht loszukommen.

Wenn Sie darüber nachdenken, welche Inhalte Sie in Ihrer Biografie haben möchten, sollten Sie sich auch überlegen, welchen Umfang die Biografie haben soll. Bei einer Kurzbiografie ist es nicht möglich, genauer auf wichtige Geschehnisse einzugehen, während eine ausführlichere Darstellung des eigenen Lebens viele Möglichkeiten für kleine Anekdoten und Geschichten bietet. Die eigenen Kinder, die Nichten und Neffen und später auch die Enkel und Urenkel schätzen meist diese persönlichen Akzente im Text ganz besonders. Dies zeigt mehr Individuelles, als eine tabellarische Aufstellung es vermag – nämlich das aufzulisten, was wann stattgefunden hat und wer dabei war.

Das eine zu tun muss aber nicht heißen, das andere zu lassen, denn diejenigen, die Ihre Biografie später lesen, möchten sich auch zeitlich orientieren und ihre eigenen Mutmaßungen über Ursache und Wirkung anstellen können.

Während Sie sich erinnern und Etappe um Etappe Ihres Lebens vor Ihr inneres Auge holen, tauchen wahrscheinlich viele Bilder vor Ihnen auf – natürlich auch mit den damit verbundenen Gefühlen. Gedankensprünge sind dabei sehr wahrscheinlich. Ein Bild oder ein Gefühl löst ein anderes aus und dieses ein weiteres. Prima. Machen Sie sich einfach Notizen über alles, was da auftaucht, und ordnen Sie es später. Oft scheinen Erinnerungen auch instabil zu sein. Beispielsweise erinnern Sie sich an eine bestimmte Begebenheit, und es tauchen entsprechende Gefühle dabei auf; das nächste Mal, wenn Ihnen die Begebenheit wieder in den Sinn kommt, erinnern Sie sich an andere Aspekte oder interpretieren das Geschehen anders und fühlen auch etwas anderes. Das mag befremdlich erscheinen, ist aber ganz natürlich.

Unser aktuelles Erleben und auch unsere Stimmung fließen immer ganz unwillkürlich in die Art und Weise ein, wie wir uns erinnern, und so geben wir letztlich nie so etwas wie eine exakte und wirklichkeitsgetreue Darstellung des Vergangenen wieder, sondern schildern die damalige Situation immer vom aktuellen Blickwinkel aus. Es kommt nicht darauf an, unbedingt »die Wahrheit« herausfinden zu wollen, dies bleibt vergebliche Liebesmüh. Vielmehr kommt es darauf an, unser Verständnis des Vergangenen zu schildern, und es kann für diejenigen, die die Biografie einmal lesen werden, ganz besonders spannend sein, dass und wie sich Ihr Blickwinkel auf das Geschehen im Laufe der Zeit immer wieder verändert hat.

Mit dem Schreiben Ihrer Biografie und auch schon bei den Recherchen dazu können Sie Ihren bisherigen Lebensweg strukturieren und dabei auch – wie schon beim Lebensteppich (»Meine Biografie als Lebensteppich«, S. 78 ff.) – Zusammenhänge entdecken, die Ihnen bislang entgangen sind.

Die Autobiografie – und so geht's

Ihr Lebensteppich ist eine gute Basis dafür, nun die eigene Lebensgeschichte aufzuzeichnen. Betrachten Sie die einzelnen Bereiche:

– die Geschichte Ihres Körpers,
– die Geschichte Ihrer Emotionen,
– persönliche Highlights und Lowlights,
– die zwischenmenschliche Dimension,
– historische Ereignisse

und weben Sie daraus ein dichtes, chronologisch verfasstes Geflecht. Schreiben Sie alles auf, woran Sie sich erinnern, auch wenn Sie schon beim Schreiben den Eindruck haben, dass es diese oder jene Erinnerung wahrscheinlich nicht in die Endversion Ihrer Autobiografie schaffen wird.

Manchmal sind Erinnerungen nur bruchstückhaft, und Sie müssen sie etwas anstupsen. Dazu ist es gut, mit Fotos, Bildern, Zitaten, Symbolen, Sprüchen und Düften sowie mit persönlichen Gegenständen zu arbeiten. Es kann auch sehr unterstützen, Orte aufzusuchen, an denen Sie als Kind, als Teenager oder junge Erwachsene viel Zeit verbracht haben.

Hilfreich kann auch sein, Erinnerungen mit einem Cluster aufzuwecken. Ein Cluster ist eine Art Wolke, in deren Mitte ein Wort steht, zu dem dann Assoziationen gefunden werden. Zeichnen Sie also eine Wolke und schreiben Sie den Namen der Person oder des Ereignisses hinein, an die oder das Sie sich erinnern möchten. Dann schreiben Sie um diese Wolke herum in einzelnen Begriffen alles auf, was Ihnen dazu in den Sinn kommt:

– bei Personen: das Aussehen, gute und schlechte Eigenschaften, Wörter, die Ihre Beziehung zu dieser Person verdeutlichen, Eigenheiten, Fähigkeiten, Schwächen etc.
– bei Ereignissen: das Jahr, in dem es stattfand, die Jahreszeit, die Umgebung, die Tageszeit, anwesende Menschen, Geräusche, evtl. Musik, Gerüche, andere sinnliche Eindrücke usw.

Das Sammeln von Assoziationen macht es leichter, das Erinnerte genauer vor Augen zu haben. Beschreiben Sie dann,

– welche Ereignisse Sie als Kind stark beeindruckt haben,
– was Sie im Vorschulalter Wichtiges erlebt haben, was Sie begeistert, enttäuscht, erfreut, geschockt, geärgert, glücklich gemacht hat,
– wie Ihre Schulzeit verlaufen ist, welche Fächer Sie mochten und welche Sie nicht ausstehen konnten, von welchen Lehrerinnen und Lehrern Sie viel gelernt haben und mit welchen Sie nicht klarkamen, wer Ihre Schulfreundinnen und Schulfreunde gewesen sind und ob es darunter Freundschaften gab, die dann ein Leben lang hielten,
– was alles passiert ist, als Sie ein Teenager waren, ob Sie zu einer Peergroup gehörten oder viel allein herumgezogen sind und wie Sie das persönlich erlebt haben,
– welche Erfahrungen Sie mit Liebe und Freundschaft gemacht haben,
– für welche Art Ausbildung Sie sich entschieden haben, wer diese Entscheidung ggf. beeinflusst hat, ob es Zeiten gab, in denen Sie

sich nicht klar waren, in welche Richtung Ihre Ausbildung weitergehen sollte. Schreiben Sie auch über solche Jahre der Unklarheit und was Ihnen in dieser Zeit besonders wichtig war.

Stellen Sie Ihren beruflichen Werdegang dar, beschreiben Sie Themen, die Sie als Heranwachsende und junge Erwachsene stark beschäftigt haben. Nennen Sie auch Probleme und Konflikte, die Sie damals in Atem gehalten haben. Wer hat in Ihrem Leben eine wichtige Rolle gespielt? Wer sind die Menschen, die Sie am meisten beeindruckt und beeinflusst haben? Natürlich sind da Ihre Eltern, vielleicht auch bestimmte Lehrerinnen und Lehrer, Freunde und Freundinnen, aber auch Menschen, mit denen Sie eher konflikthafte Begegnungen hatten. Denken Sie an Personen, die nicht zu Ihrer Familie gehören, die aber Ihr Leben auf die eine oder andere Art stark beeinflusst haben und in Ihrer Autobiografie deswegen auch einen Platz haben sollten. Lehrer, Mentoren und Vorgesetzte können den eigenen Werdegang stark beeinflussen. Denken Sie darüber nach, ob Sie jemanden, der Ihnen ein Vorbild war – oder auch ein besonders abschreckendes Beispiel –, mit in Ihre Autobiografie einbauen wollen. Beschreiben Sie Ihre Liebesbeziehungen, Ihre Beziehung zu Ihrem Partner und zu Ihren Kindern, schreiben Sie über Ihre Freundschaften und über bedeutsame Erlebnisse – einfach über alles, was Ihnen wichtig erscheint und wovon Sie denken, dass es Einfluss auf Ihr Leben hatte.

Verwenden Sie die großen Themen Ihres Lebens, um die einzelnen Ereignisse zusammenzuführen und Vergangenes mit der Gegenwart zu verbinden. Welche großen Fragen haben Sie in Ihrem Leben begleitet oder sind immer wieder aufgetaucht? Welche Muster können Sie in Ihrer Biografie entdecken? Dass Sie sich vielleicht immer wieder in einen ähnlichen Typ Mann verliebt haben? Dass Sie vielleicht immer dann, wenn eine Sache verloren zu gehen drohte, zur Höchstform aufgelaufen sind?

Themen, die im Laufe der Jahre wieder und wieder auftauchen, sind häufig Leitmotive Ihres Lebens, die Sie mehr geprägt haben als andere Geschehnisse. Doch auch mancher Aspekt, der hin und wieder einmal eine Rolle spielt, kann von Bedeutung sein, während anderes, was weniger prägnant erscheint, in Ihren Aufzeichnungen vernachlässigt werden kann.

Wenn Sie dann den Eindruck haben, dass Ihre Geschichte nun alles enthält, was ein vielschichtiges Bild Ihrer Person vermittelt, lesen Sie Ihre Notizen noch einmal durch und streichen gegebenenfalls einzelne Dinge weg, die Ihnen bei der Durchsicht eher unwichtig erscheinen. Schließen Sie die Sammlung bewusst ab in dem Wissen, dass Sie nie *alles* erinnern werden. Der Mut zur (eventuellen) Lücke macht Sie bereit, den nächsten Schritt zu tun, nämlich nun tatsächlich loszuschreiben.

Die meisten lesen eine Autobiografie, um einen Einblick in das Leben dieses anderen Menschen zu bekommen und sich in ihn hineinzuversetzen. Schreiben Sie daher in Ihren eigenen Worten, so wie Ihnen der Schnabel gewachsen ist. Wenn Sie dagegen sehr formell oder steif schreiben, erreichen Sie Ihr Gegenüber nicht wirklich. Schreiben Sie eher so, als würden Sie Ihre Geschichte einem guten Freund oder einer guten Freundin erzählen. Sie können auch direkt eine Spracherkennungssoftware benutzen und Ihre Lebensgeschichte aufsprechen. Den so entstandenen Text müssen Sie dann zwar an der einen oder anderen Stelle noch nacharbeiten, da das Programm in aller Regel nicht jedes gesprochene Wort richtig ins Schriftliche übersetzt, aber es ist trotzdem eine gute Möglichkeit, anschauliche und authentische Texte zu entwickeln. Entscheiden Sie dann, welche Anekdoten Sie nun tatsächlich in Ihre Autobiografie einbauen wollen – und welche Sie lieber auslassen.

Die Familiengeschichte: eigene Wurzeln entdecken

Indem Sie Ihre eigene Geschichte erzählen, schreiben Sie bereits einen Teil der Familiengeschichte nieder. Ihre Autobiografie muss nicht notwendigerweise mit Ihrer Geburt starten. Es ist auch spannend, ein oder mehrere Kapitel Ihrer Familiengeschichte voranzustellen.

Sammeln Sie dazu Informationen über das Leben Ihrer Familie und Ihrer Vorfahren. Genaueres über das Leben Ihrer Eltern, Ihrer Großeltern, Ihrer Urgroßeltern zu erfahren ist für diejenigen, die nach Ihnen kommen – Kinder, Neffen und Nichten, Enkel, Urenkel –, auch von Wert. Diese können dadurch auch leichter verstehen, wie Sie sich zu der Persönlichkeit entwickelt haben, die Sie sind.

Die Erfahrungen, die Sie in Ihrem Alltag machen, werden nicht nur durch Ihre persönliche Geschichte beeinflusst, sondern auch durch die, die vor Ihnen da waren. Diese Vorfahren aus weit zurückliegenden Zeiten, denen Sie nie begegnet sind, haben Ihr Leben mitgeprägt, sei es biologisch durch die Gene, sei es durch die Art der Lebensführung, seien es die Traditionen, denen sie gefolgt sind oder gegen die sie sich aufgelehnt haben. Die Lebensentscheidungen derer, die lange vor Ihnen da waren, beeinflussen Sie noch heute in Ihrem Denken, Fühlen und Handeln. Vieles von dem, was Ihnen über Ihre Vorfahren und deren Art zu leben übermittelt wurde, ist wahrscheinlich verschwommen und ungenau, und es ist oft nicht auf Anhieb möglich, Zusammenhänge erkennen zu können. Aber wie jetzt Licht ins Dunkel bringen?

Am Anfang aller Nachforschungen steht das Zusammentragen von Unterlagen der Familie. Fragen Sie Ihre Eltern und andere Ihrer älteren Verwandten nach allen Informationen, die ihnen bekannt sind. Dazu gehören beispielsweise:

- alles, was an Urkunden über Ihre Eltern, Großeltern und Urgroßeltern noch vorhanden ist,
- Geschichten, die Ihre Eltern und Großeltern über die Urgroßeltern und Ururgroßeltern parat haben,
- ein gezeichneter Stammbaum oder eine Ahnentafel,
- Nachforschungen, die schon einmal ein anderes Familienmitglied angestellt hat,
- entfernt lebende Verwandte, die vielleicht ausführlichere Informationen haben.

Gehen Sie entsprechenden Quellen nach, auch wenn es anfangs belanglos erscheinen mag. Die Informationen – ob sie nun ausführlich oder nur bruchstückhaft sind – können Sie gut Ihrer Autobiografie voranstellen und dann auch eine persönliche Einschätzung vornehmen, wie Sie das Entdeckte interpretieren.

Woran ich mich beteiligen kann

Spuren hinterlassen Sie immer, auch ganz konkret im Leben anderer Menschen, im Bewusstsein derer, die spüren oder ganz real erleben, dass sie Ihnen etwas bedeuten. Nicht nur weil die empirische Forschung nachgewiesen hat, dass Engagement in Initiativen, Vereinen oder ganz allgemein auf kommunaler Ebene das spätere Wohlbefinden erhöht, sollten Sie sich überlegen, wie Sie Ihr Wissen und Können auch für andere fruchtbar machen. Tatsächlich erwacht in sehr vielen Menschen, die sich intensiv mit ihrer eigenen Entwicklung beschäftigen, früher oder später das Bedürfnis, den eigenen Wirkungskreis auszudehnen, also in der Weise, die ihnen entspricht, aktiv zu werden.

Gründe, sich zu engagieren, gibt es genug

Auch wenn sich der persönliche Einsatz nicht in Euro und Cent auszahlen mag, so hat es doch viele andere Vorteile, einen Beitrag zum Ganzen zu leisten:

— Sie knüpfen neue Kontakte.
— Der Kontakt zu Menschen, die die gleichen Ziele verfolgen, verbindet.
— Es ist viel befriedigender, aktiv zu werden, als ein unbeteiligter Zuschauer am Rand zu sein.
— Sie können andere Menschen mit Ihrer Lebenserfahrung, Ihrem Wissen und Können unterstützen.
— Sie bekommen oft viel zurück: Freude, Dankbarkeit, Wertschätzung.
— Sie können oft tatsächlich etwas bewegen, wenn Sie sich gemeinsam mit anderen engagieren, und sehen dann die Früchte Ihres Einsatzes ganz unmittelbar in Ihrer Umgebung.
— Wer sich engagiert, fühlt sich nicht einsam, sondern erlebt, dass man vieles mit anderen zusammen erreichen kann.
— Gebraucht zu werden verbindet und ist sinnstiftend.
— Sie erkennen mehr und mehr, welche Fähigkeiten eigentlich in Ihnen schlummern.
— Ein aktives Leben zu führen ist spannender, als die Abende vor dem Fernseher zu verbringen.
— Den eigenen Horizont zu erweitern und die Sicht darauf, womit sich andere auseinandersetzen müssen, kann dazu beitragen, die eigenen Probleme im Vergleich dazu als nicht mehr so gravierend einzustufen.
— Sie sammeln Erfahrungen – auch Erfahrunen, die sich dann

wieder für andere Bereiche nutzen lassen, z. B. bei einer neuen beruflichen Orientierung.
- Sie können damit auch eine Phase überbrücken, in der Sie sonst »rumhängen« würden, wie beispielsweise Zeiten von Erwerbslosigkeit, die Zeit nach dem Ende einer Beziehung usw.
- Mit Aktivität setzen Sie ein deutliches Zeichen gegen Motzen, Maulen und Miesmacherei.
- Wenn Sie erst einmal aktiv geworden sind, können Sie sich generell leichter motivieren.
- Sie können die Welt durchaus ein kleines bisschen besser machen – genau an der Stelle, wo Sie sich engagieren und Ihre Zeit und Energie einbringen.

Nachbarschaftliches und bürgerschaftliches Engagement

Diese Vorteile haben offensichtlich viele Menschen für sich erkannt. Hierzulande engagiert sich jeder Dritte ehrenamtlich und leistet so einen Beitrag, ein gutes Zusammenleben in einer Gemeinschaft zu fördern. Bürgerschaftliches Engagement, auch »Freiwilligenarbeit« genannt, beruht auf dem Prinzip der freiwilligen (Hilfe-) Leistung ohne Erwartung einer Gegenleistung. Diese Form des gesellschaftlichen Mitwirkens und Sich-Engagierens bringt zahlreiche Projekte, Hilfs- und Unterstützungsangebote sowie auch Freizeitangebote erst ins Laufen. Das ehrenamtliche Engagement ist ein wesentlicher Bestandteil in einer demokratischen Gesellschaft. Hier erhalten Bürgerinnen und Bürger die Gelegenheit, ihre Umgebung mitzugestalten und lebenswerter zu machen.

Bürgerschaftliches Engagement umfasst ganz unterschiedliche Tätigkeitsfelder wie Bürger- und Stadtteilinitiativen. Ob als Übungsleiterin im Sportverein, ob engagiert im Umwelt-, Natur-

und Tierschutz, ob als Schöffin bei Gericht, ob in der Pflege und Fürsorge von Kranken, Alten und Behinderten oder in der Kinder- und Familienbetreuung: Ehrenamtlich Tätige sind in der Gesellschaft nicht mehr wegzudenken. Unabhängig vom Alter ist es jeder und jedem möglich, sich zu engagieren. Ohne dass sich viele Menschen freiwillig einbringen, wären viele gesellschaftliche Aktivitäten nicht mehr vorstellbar.

Wo wollen Sie anfangen?

Denken Sie als Erstes an die Bereiche in Ihrer Umgebung, wo Sie immer wieder an äußere Grenzen stoßen, also Dinge, über die Sie sich ärgern und die Sie gerne anders haben wollen. Dies kann ein Impuls für Veränderung sein. Überall sind auch andere Menschen, die Sie und Ihre Lebensumstände beeinflussen. Viele Zusammenhänge und Vernetzungen sind Ihnen nicht bewusst, aber spätestens dann, wenn Ihnen etwas auf den Wecker geht, z. B. die Verkehrsregelung in Ihrem Wohngebiet oder die Tatsache, dass es vor Ort keinen Nahversorger gibt und Sie für jeden auch noch so kleinen Einkauf kilometerweit fahren müssen, wird klar, dass Sie auch in Ihrer Gemeinde, Ihrer Stadt oder Ihrem Stadtteil etwas bewirken können, wenn Sie aktiv werden.

Wer sich zusammen mit anderen engagiert, tut etwas gegen die bisherige Gleichgültigkeit und auch gegen das Gefühl der Ohnmacht. Auch wenn nicht alle Aktivitäten erfolgreich sein mögen, so erfahren Sie doch in Ihrem Engagement etwas ganz Wichtiges: Wofür Sie sich einsetzen, hat eine übergeordnete Bedeutung, einen Sinn, der nicht nur Ihr Leben, sondern auch das von anderen beeinflusst.

Was kann und will ich investieren?

Überlegen Sie mal, was genau Sie investieren würden. Hier gibt es verschiedene Möglichkeiten:

Zeit – in Form von Betreuung, Aufgaben übernehmen, Ansprechpartner sein usw.
Geld – als Spenden, Zugaben zu konkreten Mitteln
Sachspenden – Gegenstände, Kleidung
Know-how – Wissen, Können, Fertigkeiten, die man anbieten oder auch weitergeben kann
Dienstleistungen – wie z. B. Beratungsdienste, Schreibdienste und dergleichen mehr
Sonstiges – z. B. Platz (Räume, Grundstück etc.)

Wie Sie sehen, sind die Möglichkeiten des eigenen Einsatzes durchaus vielfältig. Vielleicht fallen Ihnen ja noch weitere ein?

Hanne, Mona und Karen haben unterschiedliche Vorstellungen davon, wie sie sich mit einem Beitrag zum Ganzen einbringen könnten.

Hanne *will keine neuen Verpflichtungen eingehen. Jetzt, wo sie dabei ist, sich mehr Freiraum zu schaffen, möchte sie sich nicht erneut festlegen. Natürlich sieht sie, dass es in ihrer Umgebung etliches gäbe, wofür man sich engagieren sollte. Sie schließt nicht aus, dies später auch mal zu tun, doch jetzt ist für sie nicht der richtige Zeitpunkt. Sie will die Jahre der Überlastung durch Entspannen und Regenerieren ausgleichen und auch damit, dass sie sich ganz gezielt Unternehmungen aussuchen wird, die ihre alten und neuen Sehnsüchte erfüllen. Das könnte in ein, zwei Jahren dann vielleicht anders aussehen, doch momentan setzt sie ihre Prioritäten hier.*

Auch das ist völlig in Ordnung. Wer jahre- oder jahrzehntelang zwischen Beruf und Familie hin- und herswitcht, ist froh über unverplante Zeit und sollte sich diese dann auch gönnen.

***Mona** kann sich für die Idee begeistern, ihre Lebensgeschichte und die ihrer Eltern und Großeltern an ihre Töchter weiterzugeben. Sie will in der Familiengeschichte forschen und dabei auch all die Dinge, die bei ihren Eltern, ihrer Großmutter und ihren Schwiegereltern lagern, durchsehen und daraus rekonstruieren, was wann passiert ist. Dabei ist ihr auch bewusst geworden, dass sie nicht allzu lange warten sollte, ihre Großmutter zu befragen, denn mit ihrem Tod würde vieles an Wissen verloren gehen.*

***Karen** kann sich vorstellen, der örtlichen Künstlerinitiative beizutreten und sich mit dafür einzusetzen, dass die alte Fabrik in ihrem Stadtteil ein Domizil für Maler und Bildhauer werden kann. Jetzt, wo sie sich dazu entschlossen hat, ihrer Kreativität mehr Raum zu geben, möchte sie gerne auch andere Kreative kennenlernen. Sie will sich mit dafür engagieren, dass in ihrer Nachbarschaft ein kreativer Ort für Künstler entstehen kann, statt dass dort wieder ein Einkaufszentrum von der Stange hingestellt wird.*

Engagement ist immer freiwillig. Sie müssen kein schlechtes Gewissen haben, wenn Sie sich jetzt vorrangig um eigene Projekte kümmern möchten. Wahrscheinlich gibt es da einen über die Jahre hinweg angewachsenen Nachholbedarf. Gut ist aber auch, einmal auszuprobieren, mit anderen zusammen etwas zu verändern. Vielleicht entdecken Sie ja ganz neu für sich selbst, wie erfüllend dies sein kann.

Ausblick

Um sich zu verändern, ist es erforderlich, bestimmte Gewohnheiten dauerhaft zu verändern. Oft wird dabei die Macht der bisherigen Denk- und Verhaltensmuster unterschätzt. Wir benötigen für Veränderungen umso mehr Zeit,

- je länger wir es gewohnt sind, auf eine bestimmte Art zu denken und zu handeln,
- je tiefgreifender die angestrebte Veränderung ist,
- je seltener wir Gelegenheiten nutzen, die neue Gewohnheit zu trainieren.

In den sieben Schritten steckten eine Fülle von Anregungen zum Experimentieren und dadurch Neues kennenzulernen – einfach so, ohne sich selbst unter Druck zu setzen. Trotzdem sind die sieben Schritte eben tatsächlich als sieben *Schritte* gedacht und nicht einfach als sieben Punkte, d.h., sie fordern auch dazu auf, sie zu gehen. Veränderung geschieht durch Aktivität. Daher als Ausblick nun ein Vorschlag, wie Sie die sieben Schritte für sich selbst umsetzen können.

SCHRITT 1: VERSTEHEN, WIE DER KÖRPER TICKT
Der Test mit den zwölf Fragen hat Ihnen Anhaltspunkte dafür gegeben, ob die heißen Jahre bei Ihnen losgehen oder ob Sie vielleicht schon mittendrin sind. Nicht vergessen: Ein Drittel aller Frauen hat keinerlei Wechseljahresbeschwerden.

Wenn Sie Begleiterscheinungen der Wechseljahre oder des Älterwerdens verspüren, entscheiden Sie, wie Sie damit umgehen wollen. Ob beispielsweise bestimmte Veränderungen Ihrer Lebensgewohnheiten oder auch der Einsatz von Phytopharmaka für Sie ein Thema sein könnten. Reflektieren Sie an dieser Stelle auch die innere Haltung, die Sie den Wechseljahren gegenüber einnehmen, denn auch sie beeinflusst stark, wie Sie diese Lebensphase erleben.

SCHRITT 2: IM SCHATZ DER LEBENSERFAHRUNG DIE PERLEN ENTDECKEN

Ziehen Sie Bilanz und werden Sie sich dabei des Reichtums Ihrer persönlichen Lebenserfahrung bewusst: was Sie alles an Wissen und Können erworben, welche Schlüsse Sie aus Erlebtem gezogen und was Sie an Reife und Weisheit gewonnen haben. Dazu gehört auch, die eigenen Lebensthemen zu verstehen, die Dinge, mit denen Sie immer wieder konfrontiert wurden und werden, und wie es gelingen kann, Lösungen zu finden.

Die persönliche Standortbestimmung und der Entwurf Ihres »Lebensteppichs« unterstützt Sie dabei, hier mehr Klarheit zu gewinnen. Ihre Top 10 prägender Lebensereignisse lassen Sie ein tieferes Verständnis ihres Lebenswegs und eine versöhnlichere Haltung dazu finden. Sich die starken und schwachen Seiten Ihrer Persönlichkeit zu vergegenwärtigen lässt Sie neue Ideen und neue Perspektiven für die zweite Lebenshälfte ins Auge fassen.

SCHRITT 3: LOVE IT, CHANGE IT OR LEAVE IT – HINGUCKEN UND ENTSCHEIDEN

Nun geht es darum, sich die Pluspunkte, die Minuspunkte und die Sehnsüchte in Ihrem Leben in kompakter Form vor Augen zu führen und mithilfe von »Love it, change it or leave it« zu entscheiden, mit welchen Dingen Sie sich arrangieren wollen, was Sie verändern wollen und wovon Sie sich voll und ganz verabschieden wollen. Dann geht es darum, Ihre Umgebung und überhaupt Ihr Leben zu entrümpeln, sich vom Viel-zu-Vielen zu trennen, um sich künftig besser auf die wesentlichen Dinge konzentrieren zu können. Ebenso ist es wichtig, sich von Lebensrollen zu verabschieden, die jetzt nicht mehr zu Ihnen passen. Sich bewusst zu machen, was eigentlich alles auf der Habenseite Ihres Lebens steht, hilft dabei, einen versöhnlichen Blick auf den eigenen Werdegang zu werfen. Dies erleichtert es, Frieden mit alten Schmerzen zu machen, sich mit Fehlern und Versäumnissen in der Vergangenheit zu versöhnen und sich selbst und anderen Fehler und Unrecht zu vergeben. Mit einer passenden Ritual-Strategie können Sie das Loslassen symbolisch unterstützen.

SCHRITT 4: ERKENNEN, WAS WIRKLICH WICHTIG IST

Hier machen Sie zunächst einen kleinen Test, der Ihnen Anhaltspunkte dafür gibt, wie es um Ihre Lebenszufriedenheit bestellt ist, und überlegen dann, was Sie jenseits aller von außen gesetzten Selbstoptimierungsansprüche tatsächlich brauchen, um ein glückliches, zufriedenes und sinnerfülltes Leben zu führen. Dazu stellen Sie sich eine Reihe kritischer Selbstoptimierungsfragen und entscheiden dann, welche Sie weiterverfolgen und welche Sie entsorgen wollen. Sie überlegen, in welchen Feldern Sie Ihre Selbstbestimmung stärken und die Fremdbestimmung zurückdrängen wollen.

Mit der Übung »Mein 80. Geburtstag« werfen Sie einen langfristig orientierten Blick auf die vor Ihnen liegende zweite Lebenshälfte und werden sich darüber klar, was Sie in der Zeitspanne zwischen dem Jetzt und dem fiktiven Geburtstag auf jeden Fall tun und erleben wollen.

Indem Sie sich fragen »Was wäre wenn?«, durchbrechen Sie die Schranken Ihrer gewohnten Weltsicht und lassen sich spielerisch auf neue Ideen ein. In Ihrer Löffel-Liste fassen Sie zusammen, was Sie auf die weitere Zukunft bezogen spannend finden, vom bloßen Wunsch in die konkrete Tat umzusetzen.

SCHRITT 5: GEMEINSAM STATT EINSAM

Die Qualität Ihrer Beziehungen zu anderen Menschen zum Positiven zu verändern ist ein wichtiger weiterer Baustein hin zu mehr Lebensgenuss und Lebensfreude. Dazu gehört, klarer als bisher zu sehen, wer Ihnen viel in Ihrem Leben bedeutet, ggf. auch wie Sie Ihre Partnerschaft neu beleben oder eben auch als Single glücklich sein können.

Ebenso gilt es, einen Blick auf Ihren Freundeskreis zu werfen, sich bewusst zu machen, was dazu beiträgt, eine Freundschaft zu vertiefen, und was andererseits dazu beiträgt, ihr Schaden zuzufügen. Auch hier geht es darum, stimmige Prioritäten für sich selbst zu setzen, indem Sie neu entscheiden, mit wem Sie künftig mehr und mit wem Sie weniger Kontakt haben wollen und welche Kontakte Sie gar nicht mehr weiterpflegen wollen. Ein Denkanstoß dabei ist, sich zu überlegen, mit welchen Ihrer Freundinnen und Freunde Sie vielleicht später im Leben ein gemeinsames Wohnprojekt starten könnten.

SCHRITT 6: ... UND SO MÖCHTE ICH ALT WERDEN

Bei diesem Schritt steht im Vordergrund, die eigene Gesundheit zu erhalten. Sie erfahren, welche Dinge schnell alt machen, wie Sie gegensteuern können und was Sie mittels der drei Säulen eines gesunden Lebensstils konkret dafür tun können, lange fit zu sein, damit Sie ohne Einschränkungen tatsächlich die Dinge tun können, die Sie gerne tun wollen. Anhand der drei Säulen *Ernährung*, *Bewegung* und *Entspannung* überlegen Sie, was Sie an Ihrem Lebensstil verändern möchten. Dazu entwickeln Sie fünf Ideen, wie Sie die nächsten 30 Jahre gesund und glücklich gestalten wollen.

SCHRITT 7: WAS ICH WEITERGEBE

Dieses Kapitel weist über Sie selbst hinaus und gibt Impulse, wie Sie Spuren Ihrer Existenz in der Welt und im Leben anderer hinterlassen können. Sie erfahren, was alles unter »Spuren hinterlassen« verstanden werden kann. Aus Ihrem persönlichen Lebensteppich eine Autobiografie zu erstellen, die Ihren Nachfahren Ihre Persönlichkeit und Ihr Leben näherbringt, ist eine Form, sich ein Stück Ewigkeit »einzufangen«, umso mehr wenn Sie Ihrer Lebensbeschreibung auch noch die Geschichte Ihrer Vorfahren voranstellen, soweit sie Ihnen bekannt ist. Sich an Projekten zu beteiligen, die über Sie selbst hinausweisen, und mit anderen zusammen an einem großen Ganzen zu arbeiten kann ebenfalls ein befriedigender Weg sein, ein über Sie selbst hinausweisendes Zeichen zu setzen.

Nehmen Sie diese sieben Schritte als eine Art Leitfaden, von den Wechseljahren und der Lebensmitte aus die spannende Welt der zweiten Lebenshälfte anzusteuern. Sicher ist das eine oder andere dabei, was Sie für sich selbst gut umsetzen können, und auch das eine oder andere, was Sie nicht anspricht. Das ist völlig okay so. In jedem Fall wünsche mir, dass Ihnen dieses Buch einen möglichst großen Nutzen bringt.

Ihre Sigrid Engelbrecht

Literaturverzeichnis

Bittl, Monika und Neumayer, Silke
Ich hatte mich jünger in Erinnerung
Knaur TB, 2016

Bopp, Annette
Wechseljahre – den eigenen Weg finden
Stiftung Warentest, 2. Aufl. 2016

Engelbrecht, Sigrid
Ich steh auf mich – Wertschätzung macht mich und andere stark
Knaur TB, 2017

Engelbrecht, Sigrid
Lass los, was deinem Glück im Wege steht
Gräfe und Unzer, 8. Aufl. 2013

Hüther, Gerald
Was wir sind und was wir sein könnten:
Ein neurobiologischer Mutmacher
Fischer TB, 2013

Korte, Martin
Jung im Kopf: Erstaunliche Einsichten der Gehirnforschung
in das Älterwerden
Deutsche Verlagsanstalt, 5. Aufl. 2012

Northrup, Christiane
Weisheit der Wechseljahre
ZS Verlag, 2016

Northrup, Christiane
Frauenkörper – Frauenweisheit
ZS Verlag, 2017

Pöppel, Ernst und Wagner, Beatrice
Je älter desto besser: Überraschende Erkenntnisse aus der Hirnforschung
Goldmann Verlag, 2012

Schmid, Wilhelm
Gelassenheit: Was wir gewinnen, wenn wir älter werden
Insel Verlag, 2014

Schmid, Wilhelm
Vom Glück der Freundschaft
Insel Verlag, 5. Aufl. 2014

Schmidt, Konstanze
Spurwechsel – Die neue Lust am Älterwerden
Gräfe und Unzer, 2017

Siewert, Aruna Meike
Gesund älter werden mit den besten Heilpflanzen
Gräfe und Unzer, 2017

Ware, Bronnie
5 Dinge, die Sterbende am meisten bereuen
Goldmann Verlag, 2015

LINKS

http://www.wechseljahre-klimakterium-menopause.com
https://www.frauengesundheitsportal.de/themen/wechseljahre/
http://www.kraeuterweisheiten.de/phytooestrogene.html